Dr. med. Gabi Hoffbauer

Unbeschwert leben und genießen bei
Diabetes Typ II

- Symptome
- Ursachen
- Ernährung
- Behandlung
- Extra: Was tun im Notfall

Weltbild

Inhalt

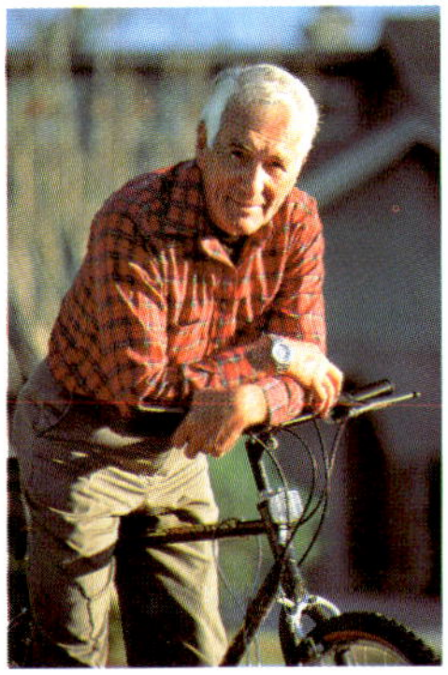

Viel körperliche Bewegung und eine bewusste Ernährung sollten nicht nur für Diabetiker eine zentrale Rolle im täglichen Leben spielen.

Gegen Blutzuckerentgleisungen als Folge von Stress können Sie mit Entspannungsübungen vorgehen.

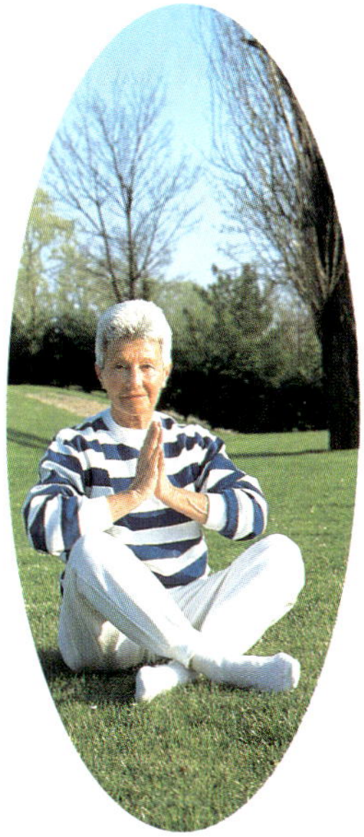

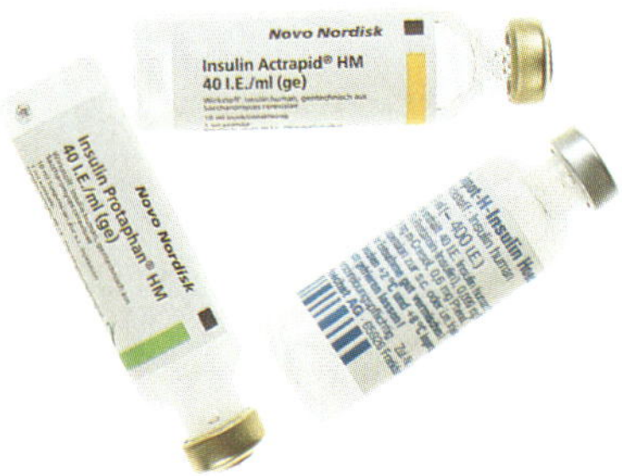

Die Insulintherapie sollte der letzte Schritt in der Behandlung von Typ-II-Diabetes sein.

Das gemeinsame Angehen der Krankheit wird die Behandlung und ihren Erfolg positiv beeinflussen.

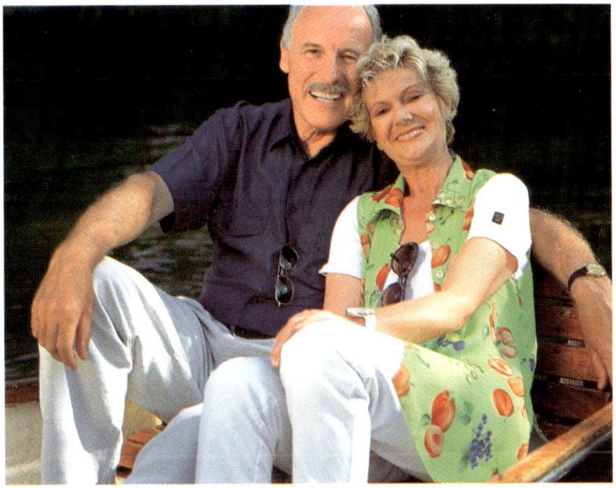

Vorwort

Wenn Sie gerade vom Arzt kommen und er Ihnen eröffnet hat, dass Sie an einem Typ-II-Diabetes mellitus leiden, sind Sie von dieser Neuigkeit vermutlich zunächst einmal schockiert oder zumindest stark betroffen. Das ist verständlich, denn jeder weiß, dass die Zuckerkrankheit eine chronische und letztlich nicht heilbare Stoffwechselkrankheit ist. Die meisten Menschen verbinden mit der Erkrankung Einschränkungen und Verzicht auf Lebensfreude. Dieser Ratgeber will Ihnen zeigen, dass das nicht so sein muss.

Der Vorteil am Diabetes mellitus ist, dass er gut behandelt werden kann, und zwar so gut, dass Sie ein (fast) ganz normales Leben führen und so alt wie alle anderen Menschen werden können. Außerdem bereitet Ihnen die Zuckerkrankheit selbst keine Schmerzen. Natürlich ist gerade eine schmerzlose Erkrankung auch ein wenig heimtückisch, da sie über lange Zeit unbemerkt Veränderungen im Körper hervorruft, die dann eines Tages doch – in Form der so genannten diabetischen Folgeerkrankungen – zu Beschwerden und in extremen Fällen sogar zu Behinderungen führen können. So weit muss es nicht kommen, wenn Sie vom Augenblick der Diagnose an die Herausforderung annehmen, in Zusammenarbeit mit Ihrem Arzt die Krankheit so gut wie möglich zu behandeln.

Die Betroffenheit und der Schock sind verständlich – aber die Diagnose »zuckerkrank« ist kein Grund zur Resignation.

Vielleicht leiden Sie schon länger an einem Typ-II-Diabetes mellitus und haben nun – z.B. durch den Kauf dieses Buches – beschlossen, sich genauer über Ihre Erkrankung zu informieren und sich noch stärker bei der Behandlung zu engagieren. Auch in diesem Fall können Sie sicher noch vieles dazu beitragen, Ihren Gesundheitszustand zu stabilisieren und sich vor Folgeschäden zu schützen.

Gerade als Typ-II-Diabetiker können Sie durch ganz gezielte Maßnahmen die Zuckerkrankheit für eine gewisse Zeit völlig zum Verschwinden bringen. Das funktioniert vor allem dann, wenn die Krankheit frühzeitig erkannt wurde und die natürliche Insulinproduktion noch funktioniert. Die Maßnahmen zur Senkung des Blutzuckers, die Ihnen dieser Ratgeber nahe bringen möchte, müssen Sie jedoch ganz konsequent einhalten, damit Ihnen die Kontrolle über Ihre Erkrankung nicht entgleitet.

Mit Konsequenz und der Bereitschaft, Ihre Lebensführung aktiv zu ändern, können Sie Ihre Erkrankung in den Griff bekommen.

Nehmen Sie die Behandlung aktiv in Ihre Hand. Gehen Sie gegen die zu hohen Blutzuckerwerte kämpferisch vor, und lassen Sie nicht gleich resigniert die Waffen sinken, wenn die Werte trotz Ihrer besten Bemühungen schwanken.

Sie können es schaffen, auch als Diabetiker ein gesundes, erfülltes und glückliches Leben zu führen. Denken Sie aber daran, dass dies allein von Ihnen persönlich abhängt, von Ihrer Einstellung und Ihrer Mitarbeit bei Diagnose und Behandlung. Der Arzt kann Ihnen nur als Berater zur Seite stehen. Handeln müssen Sie selbst. Dies gilt in besonderem Maß für die Vorbeugung von Folgeerkrankungen.

Insofern bietet sich Ihnen mit der Diagnose auch die Chance, die eigene Lebensführung kritisch zu überdenken. Wer dazu – nach den anfänglichen Krisen und Ängsten – in der Lage ist, kann vielleicht einen neuen Weg einschlagen, der nicht nur die Blutzuckerwerte verbessert, sondern auch ungeahnte Möglichkeiten der Selbstverwirklichung und Lebensfreude eröffnet.

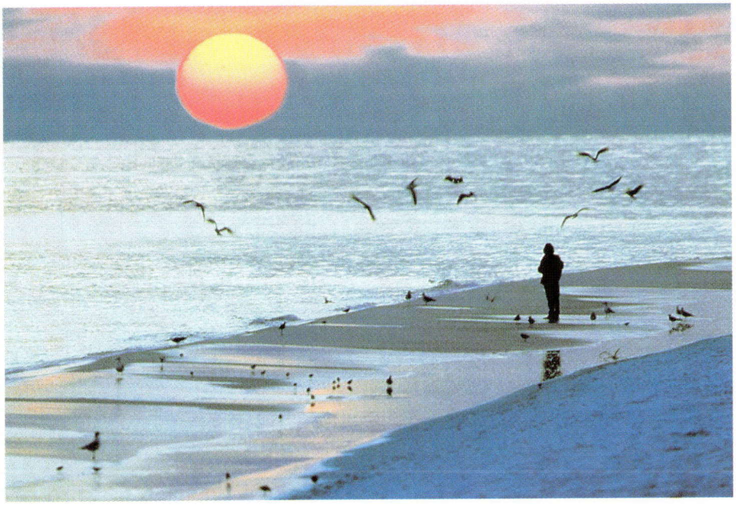

Wie jede andere Krankheit auch kann der Diabetes Ihnen den Weg zu einem tieferen Verständnis Ihres Lebens weisen.

Was ist eigentlich Diabetes?

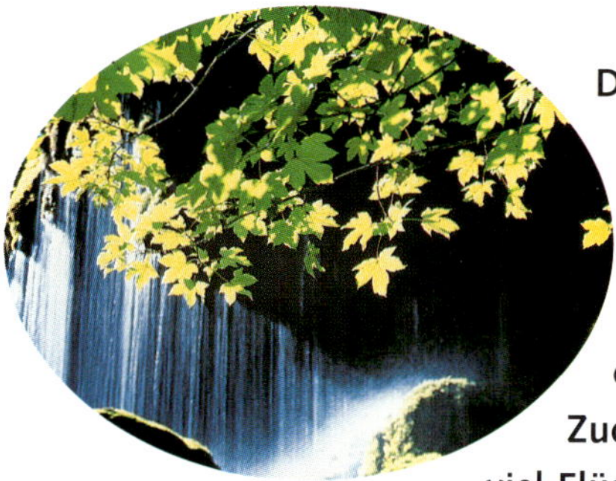

Diabetes mellitus heißt wörtlich übersetzt »honigsüßer Durchfluss«. Diese Bezeichnung stammt aus einer Zeit, da man die Zuckerkrankheit allein am süßen Geschmack des Urins feststellen konnte. Den Begriff »Durchfluss« prägte man aufgrund der Beobachtung, dass bei sehr hohen Zuckerkonzentrationen im Blut viel Zucker mit dem Urin ausgeschieden wird, dem wiederum viel Flüssigkeit zur Verdünnung folgt. So schrieb der griechische Arzt Aretaios um 50 nach Christus: »Die Patienten hören nicht auf, Wasser zu produzieren; das Fließen hört nicht auf, als käme es aus einer geöffneten Wasserleitung.« Solche Symptome müssen heute glücklicherweise keinen Zuckerkranken mehr quälen.

Der Diabetes hat einen typischen Verlauf. Wer ihn kennt, kann das Krankheitsgeschehen aktiv beeinflussen.

Die griechischen Ärzte beobachteten, dass die Krankheit lange Zeit bis zu ihrem Auftreten braucht, dann aber rasch zum Tode führt. Dabei muss man bedenken, dass es damals noch keine Therapiemöglichkeiten gab, während die Insulinbehandlung dem Diabetiker heute ein normal langes Leben – bei sehr hoher Lebensqualität – ermöglicht.

Verschiedene Erscheinungsformen des Diabetes mellitus

Auch im alten Indien wurde der Diabetes bereits am süßlich schmeckenden Urin der Patienten diagnostiziert.

Unter der Bezeichnung Diabetes mellitus fasst man eine ganze Reihe von Störungen des Zuckerstoffwechsels zusammen. Alle Formen der Zuckerkrankheit zeichnen sich durch einen erhöhten Blutzuckergehalt aus. Die Ursache liegt entweder in einem teilweisen oder vollständigen Fehlen von Insulin oder in einem gestörten Ansprechen der Körperzellen auf das vorhandene Insulin (siehe »So arbeitet das Insulin«, Seite 10).

Die häufigsten und bekanntesten Erscheinungsformen sind der jugendliche bzw. Typ-I-Diabetes und der Typ-II-Diabetes, auch Erwachsenen- oder Altersdiabetes genannt. Mit dem Typ-II-Diabetes, der über 90 Prozent aller Zuckerkrankheiten ausmacht, wird sich dieses Buch beschäftigen.

Daneben kennt man noch den so genannten MODY-Diabetes (aus dem Englischen: »Maturity Onset Diabetes in the Young«), der dem Typ-II-Diabetes ähnlich ist, aber meist schon im Alter unter 25 Jahren in Erscheinung tritt, dann einen milden Verlauf nimmt und nur selten zu Spätfolgen führt.

Auch in der Schwangerschaft kann ein Diabetes erstmals auftreten, der nach der Entbindung in den meisten Fällen wieder verschwindet. Dennoch wird etwa jede dritte Frau, die während der Schwangerschaft zuckerkrank geworden ist, in den folgenden Jahren einen Diabetes mellitus entwickeln.

Der Schwangerschaftsdiabetes ist eine vorübergehende Erscheinung, sollte aber als Warnsymptom ernst genommen werden.

Sehr selten entsteht ein Diabetes aufgrund einer schweren Erkrankung der Bauchspeicheldrüse, bei der auch die Insulin produzierenden Zellen weitgehend zerstört werden.

Typ-I-Diabetes

Der Unterschied zum Typ-II-Diabetes ist enorm, denn beim Typ-I-Diabetiker versiegt die Insulinproduktion völlig, während beim Typ-II-Diabetiker genügend und manchmal sogar zu viel Insulin vorhanden, dessen Wirkung auf die Zellen aber gestört ist.

Beim Typ-I-Diabetiker, der meist im Alter zwischen 15 und 25 Jahren erkrankt, kommt die Insulinproduktion in relativ kurzer Zeit (fast) völlig zum Stillstand. Der Mangel an Insulin macht sich bei diesen Patienten schneller und dramatischer bemerkbar. Sie sind unbedingt auf die Insulinzufuhr von außen angewiesen. Da man Insulin, das im Magen zersetzt würde, nicht in Tablettenform schlucken kann, muss ein Typ-I-Diabetiker lebenslang Insulin spritzen, um zu überleben und sich vor den Folgeschäden der Zuckerkrankheit zu schützen. Typ-I-Diabetiker sind meist sehr

schlank, da bei ihnen durch den Insulinmangel das Fett im Fettgewebe rascher abgebaut wird.
Wodurch die Insulinproduktion zum Erliegen kommt, ist bis heute noch nicht genau geklärt. Allerdings findet man bei Typ-I-Diabetikern zahlreiche Hinweise darauf, dass ihr Immunsystem sich fälschlicherweise gegen den eigenen Körper wendet und die Inselzellen in der Bauchspeicheldrüse angreift und zerstört. Möglicherweise wird diese Fehlreaktion des Körpers durch einen Virusinfekt eingeleitet, zusätzlich muss eine ererbte Bereitschaft dazu vorhanden sein. Bei etwa jedem fünften Betroffenen ist ein weiteres Familienmitglied an Typ-I-Diabetes erkrankt.

Das Gleichgewicht wird gestört, wenn die Muskeln zu wenig arbeiten und aufgrund von Überernährung zu viel Zucker im Blut kreist.

So arbeitet das Insulin

Insulin ist ein Hormon, das in den so genannten Inselzellen der Bauchspeicheldrüse hergestellt, dort gespeichert und bei Bedarf an das Blut abgegeben wird. Die Hauptwirkung des Insulins besteht darin, den Transport von Zucker aus dem Blut in die Zellen zu beschleunigen. Unsere Zellen, insbesondere die Muskelzellen, benötigen Zucker, um daraus Energie für ihre Arbeit zu gewinnen. Außerdem sorgt Insulin dafür, dass aus dem Zucker, der akut nicht benötigt wird, in der Leber (und in geringem Maße auch im Muskel) große Moleküle des so genannten Speicherzuckers (Glykogen) hergestellt werden. Damit steht auch in schlechten Zeiten eine Energiereserve zur Verfügung, die schnell mobilisiert und zu den Zucker verbrennenden Zellen transportiert werden kann. Allerdings ist die Speicherkapazität der Muskeln sehr gering und auch die Leber kann nur 75 Gramm Speicherzucker für Notzeiten einlagern. Der Rest des mit der Nahrung aufgenommenen Zuckers wird in Fett umgewandelt und im Fettgewebe gespeichert. Auch hier spielt Insulin eine Schlüsselrolle: Es fördert den Aufbau von Fettgewebe, einer Reserve für »magere Zeiten«. Fehlt Insulin, wird Fett abgebaut – daher sind Typ-I-Diabetiker schlank.

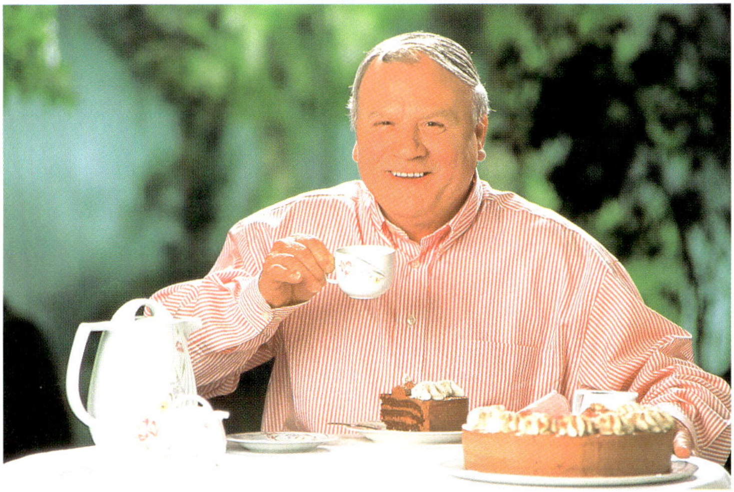

Falsche Ernährung – zu viel, zu süß und zu fett – führt langfristig zu Übergewicht, einer der Hauptrisikofaktoren für die Entwicklung von Typ-II-Diabetes.

Typ-II-Diabetes

Ganz anders als der Typ-I-Diabetiker bemerkt der Typ-II-Diabetiker seine Krankheit selbst nur selten. Viel häufiger wird die Zuckerkrankheit bei einer Routine-Untersuchung vom Arzt diagnostiziert. Da die Erkrankten bis zu diesem Zeitpunkt keinerlei Anzeichen des Diabetes bemerkt haben, ist die Diagnose für viele ein Schock. Der Typ-II-Diabetes tritt in der Regel im Alter von 50 bis 60 Jahren auf, weshalb er auch Erwachsenen- oder Altersdiabetes genannt wird. Aber es gibt zunehmend jüngere Menschen, die an dieser Form der Zuckerkrankheit leiden.

Typ-II-Diabetiker sind im Gegensatz zu den jugendlichen Typ-I-Diabetikern fast immer übergewichtig, um genau zu sein, in 90 Prozent der Fälle. Und darin scheint auch eine der Hauptursachen der Krankheit zu liegen. Die übermäßige Zufuhr von Nahrung führt im Lauf der Zeit dazu, dass das Gewebe nicht mehr richtig auf Insulin anspricht.

Bei erblicher Vorbelastung ist die Entwicklung eines Diabetes umso wahrscheinlicher, je ausgeprägter der Risikofaktor Übergewicht ist.

Bei den etwa zehn Prozent normalgewichtigen Typ-II-Diabetikern steckt ein anderer Mechanismus hinter der Erkrankung. Bei ihnen wird das Insulin zu langsam aus der Bauchspeicheldrüse abgegeben. Dadurch gelangt der Zucker nach dem Essen nicht schnell genug in die Zellen und bleibt im Blut.

Schleichender Krankheitsverlauf beim Typ-II-Diabetes

Zucker ist in vielfältiger Form in der Nahrung enthalten: leicht löslicher Haushaltszucker z. B. in Süßigkeiten und Limonaden, und langsam löslicher in der Stärke von Mehlprodukten, Nudeln und Kartoffeln.

Etwas vereinfacht kann man sich die Jahre und Jahrzehnte dauernde Entwicklung der Krankheit so vorstellen: Wenn die Muskeln eines potentiellen Typ-II-Diabetikers durch die Nahrung ständig ein Überangebot an Zucker erhalten, wird ihnen das irgendwann zu viel. Sie schließen die Tore für die Anlieferung der Zuckermoleküle, das heißt, sie bauen die Bindungsstellen ab, an denen der Zucker an die Zellwand andocken und von wo er mit Hilfe des Insulins in die Zelle eindringen konnte, um im Zellstoffwechsel verbrannt zu werden.

Zu dieser Zeit befindet sich bei einem Typ-II-Diabetiker gleichzeitig viel Zucker, aber auch viel Insulin im Blut. Denn die Bauchspeicheldrüse reagiert auf den erhöhten Blutzuckerspiegel mit einer vermehrten Produktion von Insulin. Nur dank der erhöhten Insulinmenge gelingt es schließlich, den Zucker doch noch an sein Ziel, nämlich in die Muskeln zu bringen. Wenn dieser Entwicklung nicht durch eine bewusstere Ernährung und größere körperliche Aktivität Einhalt geboten wird, reicht nach einigen Jahren auch eine Überproduktion von Insulin nicht mehr aus, den vielen Zucker in die Zellen einzuschleusen. Jetzt steigt der Blutzucker nochmals an.

Insulinresistenz

Zu Beginn des sich entwickelnden Typ-II-Diabetes steht die Insulinresistenz: Es wird noch genügend Insulin produziert, aber das Gewebe ist insulinunempfindlicher geworden.

Diesen Zustand, in dem die Gewebe für Insulin unempfindlicher geworden sind, nennt man Insulinresistenz. Beim Typ-II-Diabetiker besteht zunächst also kein Insulinmangel, sondern eine Insulinresistenz. Meist dauert es noch einige Jahre, bis auch beim Typ-II-Diabetiker der Insulinspiegel wieder sinkt. Durch die lange Anstrengung der vermehrten Insulinproduktion werden die Inselzellen in der Bauchspeicheldrüse schließlich müde und ihre Kapazität zur Bildung des Hormons lässt nach. Dann muss auch der Typ-II-Diabetiker Insulin spritzen.

Wer ist besonders gefährdet?

Eigentlich spielt jeder Mensch, der mehr und mehr »aus den Fugen« gerät, dessen Gewicht 20 Prozent und mehr über dem Normalgewicht liegt, mit dem Feuer. Denn jede Form der chronischen Überernährung führt zwangsläufig zur vermehrten Bildung und Ausschüttung von Insulin, woraufhin die Zellen ihre Empfindlichkeit gegenüber diesem Hormon herunterschrauben. Dies ist ganz besonders dann der Fall, wenn sich der Betroffene kaum bewegt, wenn seine Muskeln also nur wenig Energie benötigen und sich deshalb mit zunehmender Unempfindlichkeit gegenüber Insulin gegen die Flut an energiespendendem Zucker wehren. Was sollten sie schließlich damit anfangen?

Besonders gefährdet ist also der übergewichtige, bequeme Wohlstandsmensch, der mit dem Auto zum Briefkasten fährt und sich die Pizza ans Bett liefern lässt. Ganz groß wird das Risiko, wenn zusätzlich Blutsverwandte zuckerkrank sind. So steigt die Gefahr, selbst an Diabetes zu erkranken, um 10 bis 15 Prozent, wenn ein Elternteil an der Zuckerkrankheit leidet. Sind beide Eltern Diabetiker, nimmt das Risiko um 30 bis 45 Prozent zu. Dies ist aber kein unabwendbares Schicksal. Denn solange Kinder von Diabetikern ihr normales Gewicht bewahren und sich ausreichend bewegen, können sie ihr ganzes Leben lang gesund bleiben.

Süßigkeiten sind schon aufgrund der Erinnerungen an die Kindheit mehr als nur eine Kalorienbombe.

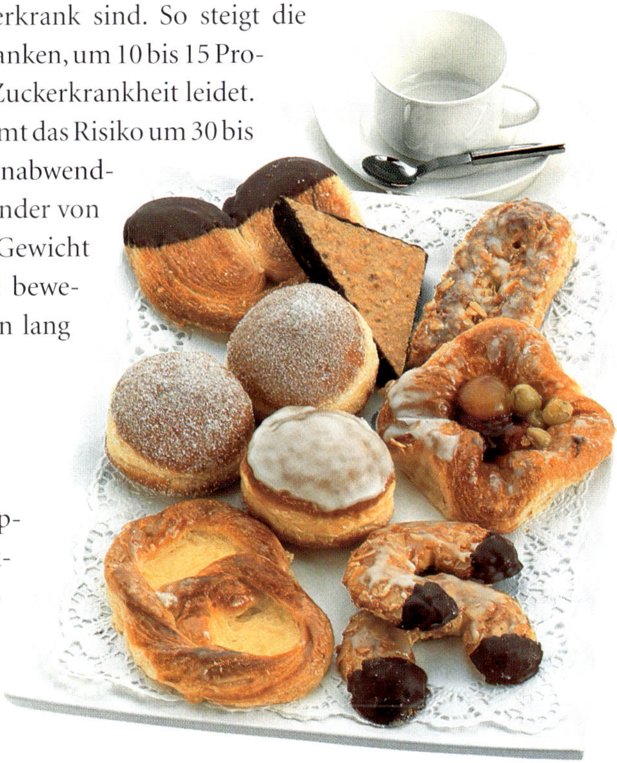

Hunger auf Süßes – Hunger nach Liebe

Eine Patientin beschrieb den Typ-II-Diabetes einmal als eine Krankheit, die bei denjenigen Menschen auftritt, deren Seele ihr Leben lang zu wenig »Süßes« bekommen hat. Damit meinte

115 Millionen Zuckerkranke gibt es weltweit, und ihre Zahl steigt mit jährlich sechs Prozent so rasch wie keine andere Krankheit. Schon für das Jahr 2010 rechnen die Experten mit einer Verdoppelung der Diabetiker.

Typ-II-Diabetes – eine Wohlstandskrankheit

Sie sind mit der Diagnose eines Typ-II-Diabetes keineswegs allein auf der Welt. Mindestens fünf Prozent der deutschen Bevölkerung – und der Bevölkerung der westlichen Industrieländer – leiden an der Zuckerkrankheit.
Da sich das Auftreten des Typ-II-Diabetes in Hunger- und Kriegszeiten drastisch reduziert, andererseits schon im Altertum die Symptome der Krankheit beschrieben wurden, liegt die Vermutung nahe, dass der Diabetes schon immer ein Problem jener Gesellschaften war, in denen der Wohlstand zumindest einigen Privilegierten ein Leben in Müßiggang und Luxus ermöglichte. Denken Sie nur an die römischen Quästoren, die sich in Sänften übers Land schaukeln ließen und dabei Wurtpellenmarmelade naschten, von der Völlerei bei Festgelagen ganz zu schweigen. Da die Menschen aber in früheren Zeiten nicht annähernd so alt wurden wie heute, war dem Auftreten des jahrelang schwelenden Altersdiabetes eine natürliche Grenze gesetzt.
Ein Beispiel aus jüngerer Zeit belegt den Zusammenhang von Ernährung und Diabetes. Vor dem Einzug westlicher Sitten und Ernährungsgewohnheiten war auf den Fidschi-Inseln der Diabetes unbekannt. Mit Einführung der »Coca-Cola-Kultur« änderte sich das schlagartig, und da eine unheilvolle genetische Veranlagung hinzu kam, sind heute nahezu zwei Drittel der Südsee-Insulaner Diabetiker.

Übergewicht ist oft das äußere Resultat unbefriedigter seelischer Bedürfnisse.

sie Liebe, Zärtlichkeit, Freundschaft, das Gefühl der Geborgenheit und vieles mehr, was einen Menschen sicher und gelassen stimmt und ihn befähigt, Schicksalsschläge zu überwinden und schlechte Zeiten durchzustehen.
An dieser Beschreibung ist viel Wahres daran. Schließlich ist die Mehrzahl der Typ-II-Diabetiker übergewichtig. Viele von ihnen holen sich Befriedigung, die ihnen fehlt, woanders – im übermäßigen Genuss von Speisen und Getränken. Dass sie auch

dadurch nicht »satt« werden und ihre Bedürfnisse ungestillt bleiben, zeigt ihr Hang, immer noch mehr zu essen, auch wenn der Bedarf des Körpers für Nährstoffe längst gedeckt ist. Es ist ihre Seele, die auch nach dem letzten Bissen noch Hunger hat.

Kann man dem Typ-II-Diabetes vorbeugen?

Viele Typ-II-Diabetiker tragen verschiedene Erbanlagen für die Entwicklung dieser Krankheit in sich. Allerdings kommen diese Anlagen nur dann zur Wirkung, wenn äußere Faktoren hinzukommen. Der wichtigste »Manifestationsfaktor«, wie die Mediziner ihn nennen, ist das Übergewicht. Der Körper wird mit Kalorien und Kohlehydraten geradezu überschwemmt. Das Überangebot an Nahrung führt nicht nur zur Entwicklung des Diabetes, sondern bringt schon im Vorfeld die weiteren Symptome des »Wohlstandssyndroms« mit sich (siehe Seite 95). Fettstoffwechselstörungen und Bluthochdruck gehören zu diesen Beschwerden, deren Folgen Herz- und Gefäßleiden sind.

Jeder Mensch kann der Entwicklung einer Zuckerkrankheit vorbeugen, indem er sich gesund aber nicht zu reichlich ernährt, sich auch mit zunehmendem Alter ein normales Gewicht erhält, und sein Leben lang körperlich aktiv bleibt.

So einfach ist das – wenn es nicht im Alltag doch so schwierig umzusetzen wäre. Denn ein aktives Leben und die Bemühungen um eine ausgewogene Ernährung kosten Kraft und Zeit. Dennoch lohnt es sich, diese Zeit und Energie in eine gesunde Lebensweise zu investieren, um nicht später einmal, gezwungen durch die Symptome einer Krankheit, kostbare Jahre zu verlieren.

Wenn bereits ein oder mehrere Blutsverwandte an einem Typ-II-Diabetes erkrankt sind, ist es umso wichtiger, diese wenigen und einfachen Regeln zu befolgen, um nicht ebenfalls zuckerkrank zu werden. In diesem Fall sind auch häufigere ärztliche Kontrollen von Blutzucker, Blutfetten und Blutdruck empfehlenswert.

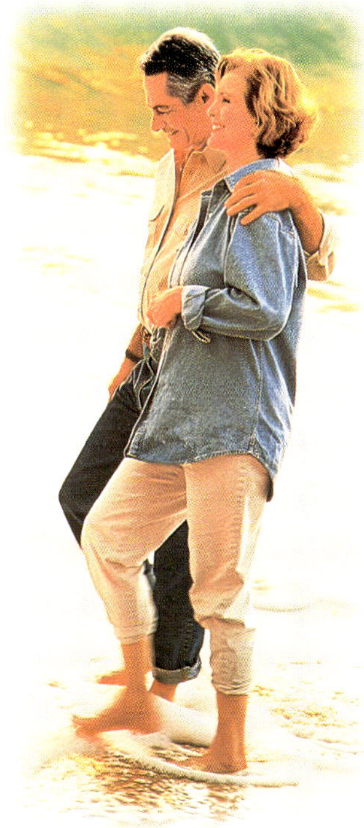

Eine natürliche, gesunde Lebensweise kann auch dem Ausbruch der Zuckerkrankheit vorbeugen.

So erkennt man den Typ-II-Diabetes

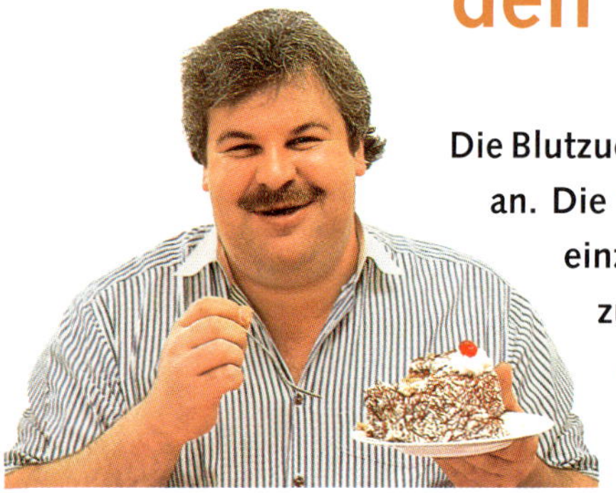

Wer übergewichtig ist, schafft in seinem Körper die Voraussetzungen für den Ausbruch der Zuckerkrankheit.

Die Blutzuckerwerte steigen beim Typ-II-Diabetiker ganz langsam an. Die Symptome dieses Anstiegs sind zunächst nicht leicht einzuordnen. Gerade weil eindeutige Krankheitszeichen zumindest in der Anfangsphase oft fehlen, sollte bereits mäßiges Übergewicht Anlass dafür sein, einmal pro Jahr beim Arzt den Blutzucker – und natürlich auch die Blutfette – überprüfen zu lassen. Je früher der Typ-II-Diabetes entdeckt und behandelt wird, desto besser lassen sich schwerwiegende Folgen vermeiden.

Warnsymptome

Der beim Typ-II-Diabetiker in der Frühphase der Krankheit bestehende Insulinüberschuss bewirkt einen Teufelskreis: Das vermehrte Insulin im Blut macht den ohnehin übergewichtigen Diabetiker noch hungriger und sorgt dafür, dass die überzählige Energie fleißig im Fettgewebe gespeichert wird. Ständiger Appetit und Heißhungerattacken sowie eine anscheinend unaufhaltsame Gewichtszunahme sollten jeden Menschen, besonders wenn er bereits übergewichtig ist, daran denken lassen, dass eine Zuckerkrankheit hinter diesen Symptomen stecken könnte.

Sie können auch die Harnteststreifen aus der Apotheke nutzen. Wiederholen Sie den Test einige Male und ziehen Sie bei Zweifeln Ihren Hausarzt zu Rate.

Gehen Sie bei diesen Anzeichen zum Arzt

Wenn folgende Symptome auftreten, sollten Sie unverzüglich Ihren Arzt aufsuchen, da sie ein Zeichen bereits stärker erhöhter Blutzuckerwerte sein könnten:

Häufiges Wasserlassen, starker Durst Diese Krankheitszeichen werden dadurch ausgelöst, dass bei hohem Blutzuckergehalt viel Zucker über die Niere ausgeschieden wird. Damit die großen

Zuckermengen nicht im Urin auskristallisieren und die Harnwege blockieren, muss der Zucker mit viel Flüssigkeit verdünnt werden. Der Körper reagiert auf den entstehenden Flüssigkeitsmangel mit verstärktem Durst.

Wadenkrämpfe Wenn die Niere mit den großen Zuckermengen viel Flüssigkeit ausscheidet, gehen zwangsläufig auch viele Mineralien aus dem Blut verloren, wie z. B. Kalium. Dieser Mangel löst Wadenkrämpfe aus.

Sehstörungen Auch am Auge können sich die Schwankungen im Wasserhaushalt in Form von Sehstörungen bemerkbar machen.

Juckreiz und Hautinfektionen Pilze und Bakterien nisten sich gerne dort ein, wo sie ein feucht-warmes Klima und reichlich Zucker als Nahrungsquelle vorfinden. Deshalb bilden Haut und Schleimhäute eines Diabetikers die ideale Lebensgrundlage für diese ungebetenen Gäste.

Weitere Symptome Auch häufige Kopfschmerzen, Potenzstörungen und das Ausbleiben der Regelblutung können unter Umständen auf eine Zuckerkrankheit hindeuten, wobei in diesen Fällen eine Vielzahl anderer Gründe verantwortlich sein kann.

Jede unerklärliche Verschlechterung Ihres Befindens sowie alle hartnäckigen, chronischen Infekte sollten Anlass sein, den Hausarzt aufzusuchen.

Diagnose: Erhöhte Blutzuckerwerte

Der Blutzuckerspiegel eines gesunden Menschen liegt im nüchternen Zustand zwischen 60 und 100 mg/dl und steigt nach dem Essen auf maximal 140 mg/dl an.

Bei schweren Erkrankungen, z. B. nach einem Herzinfarkt oder Schlaganfall, kann der Blutzucker zeitweise leichtgradig erhöht sein, ohne dass eine Zuckerkrankheit vorliegt.

Bei diesem Richtwert gibt es einiges zu beachten. So kommt es ganz wesentlich darauf an, dass Sie, wenn Sie am Morgen zur Blutabnahme gehen, wirklich nüchtern sind. Und das bedeutet, Sie dürfen in den letzten zwölf Stunden nichts gegessen und keine zuckerhaltigen Getränke zu sich genommen haben. Falls Sie in der Nacht zuvor doch noch von den leckeren Plätzchen genascht oder

Bei Verdacht auf Zuckerkrankheit kann es nicht bei einem einmaligen Test bleiben.

auf dem Weg in die Praxis schnell einen Kaffee mit Zucker getrunken haben, sagen Sie dies Ihrem Arzt, bevor er Sie fälschlicherweise für zuckerkrank erklärt. Aus diesem Grund ist es immer ratsam, eine zweite Untersuchung zur Kontrolle durchführen zu lassen. Test ist nicht gleich Test, und auch die Abstufungen des Blutzuckerwertes sagen einiges über den Grad der Erkrankung aus. Daher wollen wir im Folgenden die verschiedenen Diagnosemöglichkeiten näher beschreiben.

Grenzwert: Über 120mg/dl

Die Diagnose des Diabetes mellitus ist eigentlich ganz einfach: Der Arzt bestimmt beim nüchternen Patienten den Zuckerwert im Blut, und wenn dieser über 120 mg/dl liegt, dann ist der Betroffene zuckerkrank.

Kurzfristige Zuckererhöhungen

Der Blutzucker kann unter bestimmten Bedingungen erhöht sein, ohne dass Sie von nun an immer zuckerkrank sind. Schwere Infektionen, z.B. eine Lungenentzündung, aber auch Unfälle, ein Schlaganfall oder ein Herzinfarkt und sogar eine starke seelische Belastung können dazu führen, dass der Blutzucker – vorübergehend – ansteigt.

Allerdings besteht bei den meisten Menschen, die unter diesen Umständen hohe Zuckerwerte aufweisen, eine erbliche Veranlagung für die Zuckerkrankheit. So kann sich der Blutzucker nach dem akuten Ereignis zwar wieder vollkommen normalisieren, aber es besteht immer die Gefahr, dass sich in höherem Alter und insbesondere nach erheblicher Gewichtszunahme ein Typ-II-Diabetes entwickelt.

Eine vorübergehende Erhöhung des Blutzuckers bedeutet noch keinen Diabetes. Sie ist aber ein deutliches Warnzeichen dafür, dass die Werte dazu neigen, aus dem Gleichgewicht zu geraten.

Häufig wird diese Entwicklung später so interpretiert, als sei der Diabetes durch den erlebten Schock, den schweren Unfall oder die akute Erkrankung verursacht worden. Tatsache ist, dass ein solches Ereignis nur den Auslöser darstellte für eine Krankheit, deren

Anlagen der Betroffene schon von Geburt an latent, das heißt verborgen, in sich trägt.
Sollte in einem ähnlichen Zusammenhang auch bei Ihnen einmal ein erhöhter Blutzuckerwert festgestellt worden sein, dann lassen Sie ihn regelmäßig – mindestens einmal im Jahr – kontrollieren. Was noch viel wichtiger ist: Tun Sie mit einer gesunden Lebensweise alles dafür, dass sich eine chronische Zuckerkrankheit bei Ihnen gar nicht erst entwickeln kann.

Gestörte Glukosetoleranz

Die amerikanische Diabetesgesellschaft hat vor kurzem einen Wert in ihre Leitlinien aufgenommen, dem die meisten Ärzte schon immer besondere Beachtung geschenkt haben. Es handelt sich um den grenzwertigen oder minimal erhöhten Nüchternblutzucker, der zwischen 110 und 120 mg/dl liegt.
Auch ein häufig um 100 mg/dl gemessener Nüchternblutzucker gilt schon als suspekt. Der Arzt spricht in diesen Fällen von einer »gestörten Glukosetoleranz«. Bei diesen Werten ist der Körper nicht in der Lage, den Blutzucker auf seinem normalen Niveau zu halten – sei es, weil die Zucker verwertenden Organe nicht genügend auf Insulin ansprechen, oder weil die Bauchspeicheldrüse nicht genügend Insulin an das Blut abgibt.
Die gestörte Glukosetoleranz kann einer echten Zuckerkrankheit (mit Blutzuckerwerten über 120 mg/dl) viele Jahre, manchmal sogar Jahrzehnte vorausgehen. Das Gefährliche daran ist vor allem, dass auch ein ständig geringfügig erhöhter Zucker bereits zu Schäden an den Blutgefäßen und an verschiedenen Organen führen kann.
Stellt der Arzt wiederholt einen leichtgradig erhöhten Nüchternzucker im Blut fest, dann wird er einen Zuckerbelastungstest durchführen, um die Situation vollkommen zu klären.

Zu den Bausteinen unseres Blutes gehört auch der Blutzucker. Lassen Sie die Blutzuckerwerte immer wieder kontrollieren!

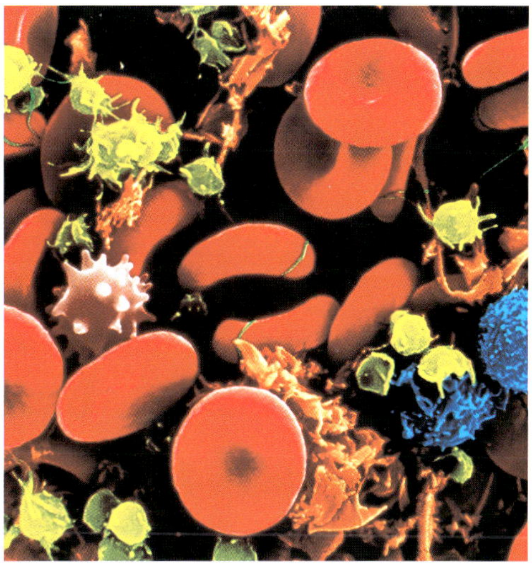

Der Zuckerbelastungstest

Beim Zuckerbelastungstest (Oraler Glukosetoleranztest – OGT) bekommt der Patient in der Praxis 75 Milligramm in Wasser gelöste Glukose (= Traubenzucker) zu trinken. Der Blutzucker wird dabei vor dem Test, also vor dem Trinken, und zwei Stunden danach gemessen. Früher bestimmte man die Blutzuckerwerte auch nach 30, 60 und 90 Minuten – Werte, die heute für die Diagnose als nicht mehr wichtig erachtet werden.

Überschreiten beim Zuckerbelastungstest die Blutzuckerwerte 200 mg/dl, so lautet die Diagnose: Diabetes mellitus.

Grenzwerte

Liegt der Wert zwei Stunden nach dem Zuckertrunk über 180 mg/dl, wenn das Blut aus der Vene entnommen wurde, bzw. über 200 mg/dl, wenn das Blut aus der Fingerkuppe kam, dann besteht ein Diabetes mellitus. Bei Werten zwischen 120 und 180 mg/dl im Venenblut bzw. zwischen 140 und 200 mg/dl im Blut aus der Fingerkuppe besteht eine gestörte Glukosetoleranz, die ebenfalls behandelt werden muss.

Genauso wie die Zuckerkrankheit muss die gestörte Glukosetoleranz behandelt werden, um Folgeschäden vorzubeugen. Allerdings ist die Behandlung der gestörten Glukosetoleranz um einiges einfacher als die eines manifesten Diabetes. Die leicht erhöhten Zuckerwerte lassen sich rasch und gut mit Gewichtsabnahme, Umstellung der Ernährung und gesteigerter körperlicher Betätigung normalisieren (siehe ab Seite 40).

Der Urinzuckertest

Früher hat man sowohl zur Selbstdiagnose als auch zur Überwachung der Zuckerbehandlung Urinzuckeruntersuchungen herangezogen. Diese Tests sind einfach durchzuführen, da man nur einen Teststreifen in einen Becher Urin eintauchen muss und den lästigen Piekser in die Fingerkuppe umgehen kann, aber sie sind unzuverlässig und man rät heute von ihnen ab.

Normalerweise tritt Zucker nur dann in den Urin über, wenn der Zuckerspiegel im Blut über 180 mg/dl liegt. Diese so genannte Nierenschwelle für den Zucker ist aber nicht bei allen Menschen gleich. So gelangt bei Schwangeren der Zucker schon ab einem Blutzuckerspiegel von 100 mg/dl in den Urin, während bei älteren Menschen ebenso wie bei Nierenkranken selbst bei Blutzuckerspiegeln von 250 mg/dl noch kein Zucker im Urin zu finden ist. Diese Menschen wähnen sich dann in falscher Sicherheit, wenn ihr Teststreifen keinen Zucker anzeigt.

Wer seinen Zucker mit Hilfe von Harnteststreifen kontrollieren möchte, kann dies tun, wenn er zuvor (im Krankenhaus) seine persönliche Nierenschwelle herausgefunden hat. Außerdem ist es ratsam, diese Nierenschwelle nach einiger Zeit erneut bestimmen zu lassen, da sie sich im Laufe des Älterwerdens verändert. Wer aber seinen Zucker optimal, das heißt so normal wie möglich, einstellen will, sollte ihn besser durch Blutzuckerbestimmungen kontrollieren.

Es kostet anfangs vielleicht etwas Überwindung, sich in den Finger zu stechen. Diese Art der Blutzuckermessung ist jedoch die zuverlässigste.

Die Blutzuckerselbstkontrolle

Am Anfang nimmt natürlich der Arzt das Blut ab und lässt den Blutzuckerspiegel im Labor bestimmen. Sie hätten aber viel zu tun, wenn Sie jedes Mal zur Blutzuckerkontrolle den Arzt und am Wochenende gar eine Notfallpraxis oder eine Klinik aufsuchen müssten. Daher sollten Sie frühzeitig lernen, den Blutzucker selbst zu kontrollieren. Am besten bei einer Schulung, die kein Diabetiker versäumen, und die er eventuell nach einiger Zeit wiederholen sollte (siehe Seite 39).

Doch auch mit Hilfe dieses Buches können Sie sich schon einmal mit der Blutzuckerkontrolle vertraut machen, und zwar ab Seite 33.

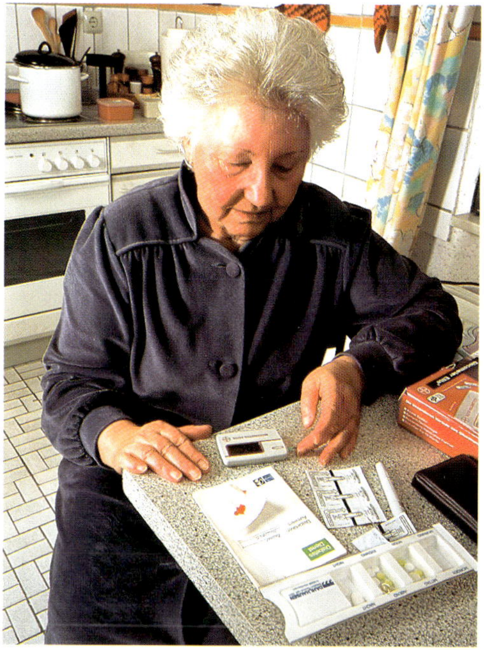

Moderne Methoden erlauben es dem Diabetiker, die Krankheit bequem zu Hause zu kontrollieren.

Der HbA1-Wert

Zuckermoleküle können sich an Proteinmoleküle von Gewebs- und Blutzellen anlagern.

Neben den täglich oder mindestens drei- bis fünfmal pro Woche selbst gemessenen Blutzuckerwerten, die Sie in Ihr Diabetiker-Tagebuch (siehe Seite 29) eintragen sollten, bestimmt der Arzt in regelmäßigen Abständen den so genannten HbA1-Wert, auch Zuckerhämoglobin oder Zuckerlangzeitgedächtnis genannt, und hält ihn in den Unterlagen fest.

Zucker lagert sich an den roten Blutfarbstoff (Hämoglobin) in den roten Blutkörperchen an. Das tut er übrigens immer, auch bei normalen Blutzuckerspiegeln. Der Grad der »Verzuckerung« des roten Blutfarbstoffs, den man mit dem HbA1-Wert misst, gibt an, wie gut oder schlecht der Blutzucker in den letzten Wochen vor der Bestimmung eingestellt war. Die Werte lassen sich sechs bis zwölf Wochen zurückverfolgen.

Normalerweise sind 5,4 bis 7,5 Prozent des Hämoglobins »verzuckert«. Das ist auch der Wert, den Sie mit der Behandlung Ihres Diabetes anstreben sollten. Achtung: Daneben gibt es noch den HbA1c-Wert, der eine Untergruppe des Zuckerhämoglobins darstellt und dessen Normbereich etwas niedriger liegt, nämlich bei vier bis sechs Prozent.

Normalwerte für das Zuckerhämoglobin

HbA1	5,4 bis 7,6 Prozent	HbA1c	4 bis 6 Prozent

Es nutzt also gar nichts, vor dem nächsten Arztbesuch einige Tage strenge Diät zu halten, um sich selbst zu »beschummeln« oder längeren Diskussionen mit dem Arzt aus dem Weg zu gehen. Er kommt den wirklichen Blutzuckerwerten in den letzten sechs bis acht Wochen immer durch den HbA1-Wert auf die Schliche. Schließlich tun Sie mit Ihrer disziplinierten Blutzuckerbehandlung nicht dem Arzt einen Gefallen, sondern letztlich sich selbst – und Ihren Angehörigen und Freunden, die sich wünschen, dass Sie lange gesund und voller Lebensfreude bleiben!

Die »Verzuckerung« des Hämoglobins dient als Langzeit-Indikator für die Stabilität des Blutzuckerspiegels.

Nicht aus den Augen verlieren: Blutdruck und Blutfette

Der Überzuckerung des Blutes ist ein Symptom, das sich im Lauf der Zeit unweigerlich in Schäden an den Blutgefäßen zeigt, mit allen daraus entstehenden Folgen (siehe ab Seite 90). Gleichzeitig besteht vielfach die Neigung zu erhöhtem Blutdruck und zu erhöhten Blutfettwerten. Wenn Sie meinen, mit dem »bisschen Cholesterin« und »dem bisschen Hochdruck« gesund zu bleiben, haben Sie sich wahrscheinlich getäuscht. Denn beim Diabetiker richtet bereits eine leichte Erhöhung der Blutfette und des Blutdrucks an den Gefäßen weitaus verheerendere Folgen an als beim Nichtdiabetiker.

Stabilisierung von Blutdruck und Cholesterinwerten erreicht man am besten durch eine Normalisierung des Körpergewichts und die damit verbundene Ernährungsumstellung.

Was ist genau Cholesterin?

Bei der mindestens einmal im Jahr stattfindenden Untersuchung der Blutfette unterscheidet man die Werte für die Neutralfette (Triglyceride) und das Gesamtcholesterin. Dieses wird weiter differenziert in das so genannte »böse« LDL (englisch: »low density lipoprotein«)-Cholesterin und das »gute« HDL (englisch: »high density lipoprotein«)-Cholesterin. Cholesterin ist ein lebenswichtiger Baustoff für unseren Stoffwechsel und wird großteils in der Leber produziert, den Rest nehmen wir über die Nahrung auf (einige Lebensmittel wie Eier, Wurst und Fleischwaren enthalten sehr große Mengen Cholesterin). Eine zu große Menge LDL-Cholesterin im Blut wird direkt für die Arterienverkalkung verantwortlich gemacht. Das HDL-Cholesterin dagegen ist sein natürlicher Gegenspieler, es hilft beim Transport des LDL-Cholesterins in die Leber, wo es abgebaut werden kann. Die Normalwerte für Gesamtcholesterin und Triglyceride sollten nicht über 200 mg/dl, LDL-Cholesterin nicht über 135 mg/dl (für Diabetiker besser: um die 100 mg/dl) liegen und das HDL-Cholesterin mindestens 40 mg/dl betragen.Welche Unterschiede zwischen Arm und Reich bestehen, sieht man auch am Beispiel des Durchschnittswertes für Gesamtcholesterin bei der Weltbevölkerung: Er liegt bei 130 mg/dl – bei uns gelten Blutfette von 200 mg/dl noch als normal.

Zuckerkrank – was nun?

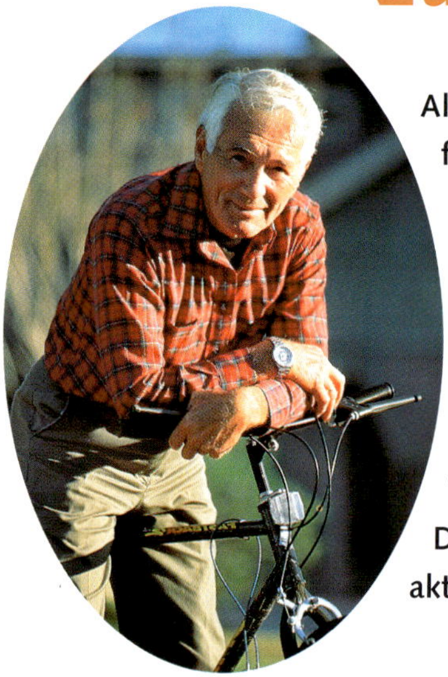

Als die Zuckerkrankheit noch nicht behandelt werden konnte, führte sie durch Schädigung der Blutgefäße und Organe unweigerlich zum Tode. Heute können Typ-II-Diabetiker dagegen mit einem optimal »eingestellten« Zucker genauso alt werden wie Nicht-Diabetiker. Verzweifeln und resignieren Sie nicht, wenn Ihr Arzt bei Ihnen einen Typ-II-Diabetes festgestellt hat. Zwar ist die Krankheit als solche nicht heilbar, aber sie lässt sich ausgesprochen gut behandeln. Voraussetzung dafür ist jedoch, dass Sie vom Moment der Diagnose an bereit sind, an der konsequenten Behandlung aktiv mitzuwirken.

Mit der Zuckerkrankheit leben

Im Anfangsstadium verursacht Diabetes keine Schmerzen und beeinträchtigt die Lebensqualität kaum.

Trotz aller vorhandenen Therapiemöglichkeiten ist der Diabetes mellitus keine harmlose Erkrankung, die man auf die leichte Schulter nehmen oder deren Behandlung man gar vernachlässigen darf. Zu groß ist die Gefahr von Folgekrankheiten (siehe Seite 90), die viel häufiger als bei Nicht-Diabetikern auftreten. Es verstirbt zwar kaum noch ein Diabetiker im Zuckerkoma. Dafür sind die Haupttodesursachen bei Typ-II-Diabetikern heute Herzinfarkt, Schlaganfall und Nierenversagen.

Der Blutzucker muss optimal eingestellt werden, d. h. sich auf einem stabilen Niveau von maximal 120 bis 160 mg/dl einpendeln.

Um Folgeschäden zu vermeiden bzw. ihr Auftreten so lange wie möglich hinauszuzögern, müssen Sie zusammen mit Ihrem Arzt ständig die Höhe Ihres Blutzuckers kontrollieren und alles dafür tun, um ihn auf einem weitgehend normalen Niveau zu halten. Dass dazu mehr als nur eine medikamentöse Behandlung oder das Spritzen von Insulin notwendig ist, wird Ihnen mit der Lektüre dieses Buches deutlich. Aber Sie werden auch erfahren, dass die erfolgreiche Behandlung der Zuckerkrankheit Ihnen ein fast normales und durchaus lebenswertes Leben beschert.

Durch einfache Maßnahmen zum Ziel

Im Gegensatz zum Typ-I-Diabetiker, der tagein, tagaus Insulin spritzen muss, können Sie vielleicht allein durch einen gesünderen Lebensstil die Zuckerkrankheit wieder ganz zum Verschwinden bringen – ohne jegliche Medikamente. Die Veranlagung zum Typ-II-Diabetiker bleibt Ihnen zwar leider erhalten, weshalb Sie die Voraussetzungen für ein gesünderes Leben jeden Tag aufs Neue schaffen müssen. Allerdings dürfte es Sie auch mit Stolz erfüllen, wenn Sie Ihre Krankheit in den Griff bekommen und selbst dafür sorgen, dass Sie vor Folgeschäden keine Angst haben müssen. Denn gerade der Typ-II-Diabetes ist kein Schicksalsschlag, den man einfach so hinzunehmen hat. Vielmehr handelt es sich um einen Zustand, der zwar generell durch eine gesündere Lebensweise vermeidbar gewesen wäre, der Ihnen aber spätestens ab dem Moment, da Sie persönlich davon betroffen sind, die Chance gibt, Ihrem Leben noch einmal eine positivere Wende zu geben.

Befreien Sie sich von der Vorstellung, zucker»krank« zu sein. Sie könnte Sie zur Rolle eines passiv Leidenden verführen.

Ergreifen Sie die Initiative. Auch wenn Sie Diabetiker sind, müssen Sie nicht zuckerkrank sein. Um es dem nächsten Abschnitt des Buches schon vorweg zu nehmen: Durch Normalisierung des Gewichts und ausreichende körperliche Bewegung können Sie möglicherweise wieder völlig gesund werden. Mehr müssen Sie in vielen Fällen gar nicht tun, um den Blutzuckerspiegel zumindest für längere Zeit wieder in den Normalbereich zu senken. Und lassen Sie sich von niemandem einreden, dass etwas, was so einfach ist, nicht wirklich helfen könne.

Behandlungsziele festlegen

Was bedeutet die Diagnose der Zuckerkrankheit für mich als persönlich Betroffenen? Wenn Sie erst kürzlich an Typ-II-Diabetes mellitus erkrankt sind, oder wenn Sie schon länger daran leiden, aber mit der bisherigen Behandlung unzufrieden sind, dann stellen sich Ihnen vor allem folgende Fragen:

Lösungsansätze kann man besser finden, wenn man eine klare Fragestellung hat.

- Was will ich mit der Behandlung erreichen? Was also sind meine Behandlungsziele für meine gesundheitliche Situation, für meine emotionale Befindlichkeit oder in Bezug auf eine Verbesserung meiner allgemeinen Lebenssituation, die sich durch die Erkrankung verändert hat?
- Wie kann ich diese Behandlungsziele erreichen?
- Wer hilft mir dabei, die Behandlung zu planen, täglich umzusetzen und bei Bedarf zu verändern?

Was will ich mit der Behandlung erreichen?

Ihr größtes persönliches Anliegen wird es vermutlich sein, dass Sie sich trotz der Zuckerkrankheit gesund und wohl fühlen und sich des Lebens freuen können. Weiterhin werden Sie sich wünschen, dass Ihre täglichen Aktivitäten, sei es im Beruf, in der Familie oder in der Freizeit, durch die Behandlung der Zuckerkrankheit nicht allzu sehr eingeschränkt werden. Und nicht zuletzt möchten Sie vielleicht genauso alt werden – und zwar bei größtmöglicher Gesundheit – wie Ihre nicht an Diabetes erkrankten Zeitgenossen. Das Hauptziel bleibt in jedem Fall die Stabilisierung der Blutzuckerwerte.

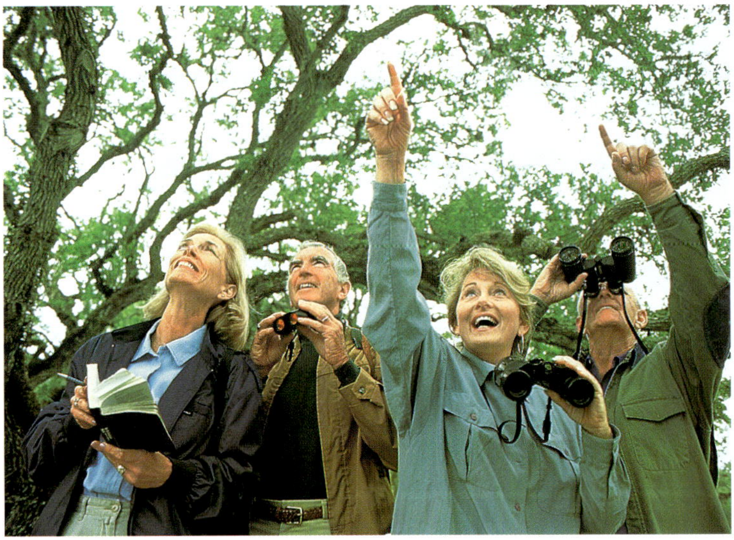

Auch wenn Sie ab jetzt immer in Behandlung sind, sollten Sie sich Ihre Lebensfreude ganz bewusst erhalten.

Diese Werte sollten Sie anstreben

Besondere Beachtung findet der Abbau von Übergewicht – jedes Kilo zählt!

Für den täglichen Umgang mit der Zuckerkrankheit gelten folgende Behandlungsziele:

- Normale Blutzuckerwerte: nüchtern nicht über 120 mg/dl und nach dem Essen nicht über 160 mg/dl
- Normaler HbA1c-Wert: vier bis sechs Prozent (HbA1: 5,4 bis 7,6 Prozent)
- Normales Körpergewicht: Körpergröße in Zentimeter minus 100
- Normale Blutdruckwerte: 120/80 mmHg
- Normale Blutfette: Neutralfette maximal 200 mg/dl, LDL-Cholesterin maximal 100 mg/dl, HDL-Cholesterin über 40 mg/dl
- Guter Gesundheitszustand und subjektives Wohlbefinden
- Vermeiden von Folgekrankheiten bzw. Verzögern ihres Fortschreitens

Den Arzt als Partner gewinnen

Möglicherweise erschrecken Sie über diese Werte:

- Weil Sie seit der Pubertät nie wieder Normalgewicht hatten
- Weil Ihr Blutdruck bei 160/90 mmHg oder höher liegt
- Weil Sie bisher selbst mit zwei verschiedenen Medikamenten den Zucker bestenfalls auf 180 mg/dl senken konnten
- Weil auch Ihr Hausarzt ein LDL-Cholesterin von 165 mg/dl für akzeptabel hält

Wenn es gar nicht anders geht, hilft eine medikamentöse Therapie Ihnen beim Erreichen der normalen Blutdruck- und Blutfettwerte.

Wenn Sie aber wirklich gesund werden und bleiben wollen, dann sind die oben genannten Werte das Ziel, das Sie erreichen müssen. Und das ist möglich, daran gibt es keinen Zweifel. Vielleicht ist es nicht immer einfach, und es erfordert eine Menge Geduld. Auch kann es einmal sein, dass sich eines dieser Ziele besonders schlecht erreichen lässt. Aber die moderne Medizin hat für jede einzelne dieser behandlungsbedürftigen Stoffwechsel- oder Kreislauferkrankungen eine ganze Palette an Behandlungsmöglichkeiten geschaffen. Es gilt nur, die für Sie passenden Mittel und Wege zu finden, die Ihnen einerseits ausreichend helfen und Ihnen andererseits keine unangenehmen Nebenwirkungen bereiten.

Sie sind Ihrem Arzt nicht ausgeliefert. Wenn Sie das Gefühl haben, mit Ihren Bedürfnissen nicht ernst genommen zu werden, haben Sie auch als Kassenpatient das Recht, den Arzt zu wechseln.

Geben Sie sich auf keinen Fall mit Teilerfolgen zufrieden! Fordern Sie Ihren Arzt heraus, mit Ihnen zusammen die oben genannten Behandlungsziele zu erreichen. Sprechen Sie mit ihm darüber, und lassen Sie sich eventuell an einen Diabetes-Spezialisten überweisen, wenn Ihrem Hausarzt die optimale Einstellung Ihrer Zuckerkrankheit und der beteiligten Störungen nicht gelingt. Wechseln Sie zur Not Ihren Hausarzt, wenn er Ihnen die Mittel nicht zur Verfügung stellt, die Sie zur Erhaltung Ihrer Gesundheit unbedingt benötigen.

Welcher Arzt ist der Richtige?

Damit wären wir auch schon an dem Punkt angelangt, bei welchem Arzt Sie als Typ-II-Diabetiker am besten aufgehoben sind. In der Regel ist es der Hausarzt, in dessen Händen der wesentliche Teil der Behandlung liegt. Bei ihm laufen alle Untersuchungsergebnisse und Behandlungsempfehlungen zusammen. Er führt die wichtigsten Kontrolluntersuchungen durch, z. B. die Bestimmung von Blutzucker und HbA1-Wert, und überweist Sie gegebenenfalls zu den verschiedenen Fachärzten, etwa zur jährlichen augenärztlichen Untersuchung.

Jeder neu diagnostizierte Diabetiker sollte in seinem eigenen Interesse an einer Schulung teilnehmen (siehe Seite 39); fragen Sie Ihren Arzt nach den Angeboten an Ihrem Wohnort.

Der Hausarzt ist es auch, der Sie, wenn er die Zuckerkrankheit als Erster diagnostiziert, in eine Spezialklinik oder die spezialisierte Abteilung eines Krankenhauses zur Ersteinstellung Ihres Zuckers einweist. Dies ist allerdings nur in den Fällen nötig, in denen sich der Diabetes ambulant nicht befriedigend behandeln lässt.

Bei wiederkehrenden Problemen mit der Zuckereinstellung sollte ein Diabetes-Spezialist hinzugezogen werden.

Ein Diabetes-Spezialist ist der richtige Ansprechpartner für den Typ-II-Diabetiker, wenn es Probleme bei der Zuckereinstellung gibt, wenn z. B. der Zucker oft sehr hoch ansteigt oder auch, wenn immer wieder Unterzuckerungen auftreten. Der wichtigste Partner ist und bleibt jedoch der Hausarzt. Er plant mit Ihnen zusammen die Behandlungsmaßnahmen, führt sie durch und kontrolliert regelmäßig ihren Erfolg.

Der Behandlungsvertrag

Mit dem Arzt Ihres Vertrauens schließen Sie, nachdem Sie gelernt haben, wodurch ein Typ-II-Diabetes entsteht und wie er behandelt werden kann, einen Behandlungsvertrag. Darin werden Ihre persönlichen Behandlungsziele, die Sie in einem bestimmten Behandlungszeitraum erreichen wollen, nach Absprache mit Ihrem Hausarzt abgesteckt. Diese Ziele sollten natürlich realistisch sein, damit Sie sie auch wirklich in dieser Zeit erreichen können.

Dieser Vertrag ist keine bloße Spielerei. Er soll Ihnen helfen, überschaubare und machbare Schritte festzulegen.

So könnte eine solche Festlegung beispielsweise aussehen. Sie nehmen sich für die nächsten drei Monate Folgendes vor:

- Ich möchte mein Gewicht um drei Kilogramm reduzieren.
- Ich möchte meine Blutzuckerwerte so weit in den Griff bekommen, dass der HbA1c-Wert möglichst nie mehr über 6,5 Prozent steigt.
- Ich möchte meinen Blutdruck in den Normalbereich senken.
- Ich möchte meine erhöhten Blutfette um 20 Prozent reduzieren.

Diese Ziele werden im »Diabetiker-Pass« eingetragen, den Ihnen Ihr Arzt aushändigt. Gleichzeitig hält er darin die Behandlungsschritte und wichtige Befunde fest, z. B. die Menge der Eiweißausscheidung mit dem Urin.

Nutzen Sie die Selbstheilungskräfte Ihres Körpers, um den Diabetes im Frühstadium in den Griff zu bekommen.

In Ihrem »Diabetiker-Tagebuch« hingegen notieren Sie die Ergebnisse der Blutzuckerkontrolle und der Blutdruckmessungen und Ihr einmal pro Woche gemessenes Gewicht. Wie Sie selbst zu diesen Messwerten kommen, lesen Sie ab Seite 33.

Den Diabetiker-Pass sollten Sie immer bei sich tragen. Er hilft im Notfall auch anderen Ärzten, sich schnell über Ihre Krankheit und die angewendeten Therapieformen zu informieren.

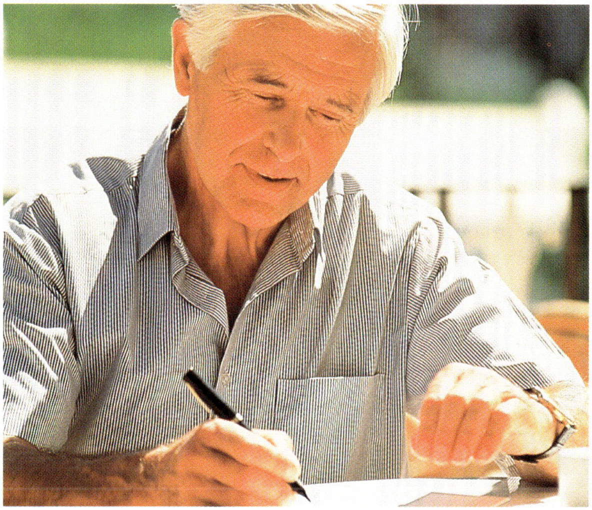

Allgemeiner Gesundheitscheck

Dieser allgemeine Gesundheitscheck muss in regelmäßigen Abständen wiederholt werden.

Grundsätzlich muss der Arzt bei jedem Patienten, bei dem er gerade eine Zuckerkrankheit festgestellt hat, nach begleitenden Risikofaktoren und möglicherweise bereits aufgetretenen Folgeschäden suchen. Lassen Sie auch für den Fall, dass der Diabetes bei Ihnen überhaupt erst aufgrund einer solchen Folgeerkrankung diagnostiziert wurde, den Kopf nicht hängen. Selbst wenn Ihre Gefäße bereits angegriffen sind, ist eine Verbesserung des Blutzuckerwertes von hohem Nutzen, um weiteren Schaden abzuwenden. Eine erfolgreiche Behandlung des Diabetes wird also zunächst die Bekämpfung aller belastenden Faktoren wie Übergewicht oder Bluthochdruck ins Auge fassen sowie die Vorbeugung von Folgeerkrankungen. Die Senkung der Blutzuckerwerte kann nie isoliertes Behandlungsziel sein.

Bei der Erstuntersuchung

Da der Typ-II-Diabetes überproportional häufig zusammen mit Bluthochdruck und Fettstoffwechselstörungen auftritt, wird der Arzt sich nicht mit der Bestimmung von Blutzucker und Zuckerhämoglobinwerten zufrieden geben, sondern immer auch den Blutdruck messen und die wichtigsten Blutfettwerte kontrollieren (siehe Seite 23).

Herz und Kreislauf

Wichtigster Check: Reagieren die Blutgefäße noch normal – stimmt die Pumpleistung des Herzens?

Ein Diabetes, besonders wenn er längere Zeit nicht optimal behandelt war, erhöht das Risiko für Herz-Kreislauf-Erkrankungen stark. Daher wird der Arzt mit Hilfe eines Ruhe- und meist auch eines Belastungs-EKGs nach Zeichen der koronaren Herzkrankheit fahnden, die beim Diabetiker weitaus häufiger anzutreffen ist als beim Nichtdiabetiker. Auch Veränderungen der Herzfunktion durch eine Störung der autonomen Nerven kann der Arzt mit Hilfe einer EKG-Untersuchung feststellen. Außerdem wird er die Pulse an den Beinen (insbesondere den Füßen) tasten und die Halsschlagadern abhören.

Untersuchung der Augen

Auch zum Augenarzt wird der frisch diagnostizierte Diabetiker sofort geschickt, um nachsehen zu lassen, ob der Zucker bereits Schäden am Auge hervorgerufen hat. Wenn dies der Fall ist, kann der Augenarzt ihn in den meisten Fällen durch eine gezielte Behandlung vor weiteren Schäden bewahren wie etwa einer Erkrankung der Netzhaut.

Untersuchung der Nieren

Eine Schädigung der Niere durch die Zuckerkrankheit zeigt sich bereits frühzeitig durch die vermehrte Ausscheidung eines bestimmten Eiweißes, des Albumins. Diese Albuminausscheidung kann der Arzt mit Hilfe eines speziellen Teststreifens im Urin nachweisen. Zeigt sich dabei, dass die Niere bereits stärker in Mitleidenschaft gezogen ist, wird der Arzt zusätzlich die so genannten Nierenwerte (Kreatinin, Harnstoff, Harnsäure etc.) im Blut bestimmen.

Nervenfunktionen

Auch zur Beurteilung, ob die sensiblen, muskelsteuernden (motorischen) oder vegetativen Nerven (siehe Seite 106) bereits geschädigt sind, benötigt der Arzt nur wenig Zeit und Hilfsmittel. Mit einem Reflexhammer stellt er die Funktion der Nerven fest, die unsere Muskeltätigkeit steuern. Mit einer einfachen Stimmgabel kann er das Vibrationsempfinden überprüfen, das ihm Aufschluss über die Funktion vegetativer Nerven gibt.

Ein Überschuss an Zucker lagert sich nicht nur an den kleinen Blutgefäßen an, welche die Nerven versorgen, sondern auch direkt an den Nervenfasern.

Die Füße

Ganz wichtig ist, dass der Arzt die besonders stark durch Nervenschäden und Durchblutungsstörungen gefährdeten Füße (siehe Seite 101) anschaut, und zwar sowohl bei der Diagnose des Diabetes als auch bei jedem weiteren Kontakt mit dem Patienten. Dabei wird er die Pulse am Innenknöchel und Fußrücken tasten, die Reflexe der Achillessehne prüfen und gegebenenfalls Vibrations- sowie Kälte- und Wärmeempfinden am Fuß untersuchen.

Regelmäßige Kontrolluntersuchungen

Dieser Erstuntersuchung sollten in regelmäßigen Abständen, d.h. mindestens einmal im Jahr, Kontrolluntersuchungen folgen. Die Funktionsweise aller bereits erwähnten Organe muss immer wieder auf mögliche Schäden hin geprüft werden. Da viele Folgeerkrankungen des Diabetes von den Betroffenen selbst nicht erkannt werden können, ist der regelmäßige Gesundheitscheck beim Arzt unabdingbar.

Viele Spätschäden des Diabetes, wie z. B. eine Überforderung der Nieren, bemerkt der Betroffene selbst leider nicht.

Zu den offensichtlichen Symptomen, die auf eine beginnende Erkrankung der inneren Organe als Folge eines andauernden Diabetes mit nur schlecht oder gar nicht eingestelltem Blutzuckerspiegel hinweisen, gehören Schmerzen in der Brust, Sehstörungen, häufige Infekte, Konzentrationsstörungen sowie Schmerzen in den Beinen bei längerem Gehen. Auch die schlechte Heilung der Haut nach kleinen Verletzungen ist solch ein Warnhinweis.

Halten Sie aber die vereinbarten Termine für diese Kontrolluntersuchungen auch dann ein, wenn Sie sich rundum prima fühlen und meinen, Ihren Blutzuckerspiegel gut im Griff zu haben. Falls Ihr Arzt Ihnen keine regelmäßigen Kontrolluntersuchungen vorgeschlagen hat, bestehen Sie darauf, dass er diese wichtigen Untersuchungen jedes Jahr durchführt bzw. Sie zu einem Spezialisten überweist.

Mindestens einmal im Jahr müssen folgende Untersuchungen durchgeführt werden:

Organ(system)	Art der Untersuchung
Augen	Augenärztliche Untersuchung
Gefäße	Pulse tasten, Halsschlagadern abhören
Nieren	Urintest auf Eiweißausscheidung
Nerven	Reflexprüfung und Stimmgabeltest
Füße	Genaues Betrachten der Füße
Herz/Kreislauf	Blutdruckmessung, EKG, Bestimmung der Blutfette

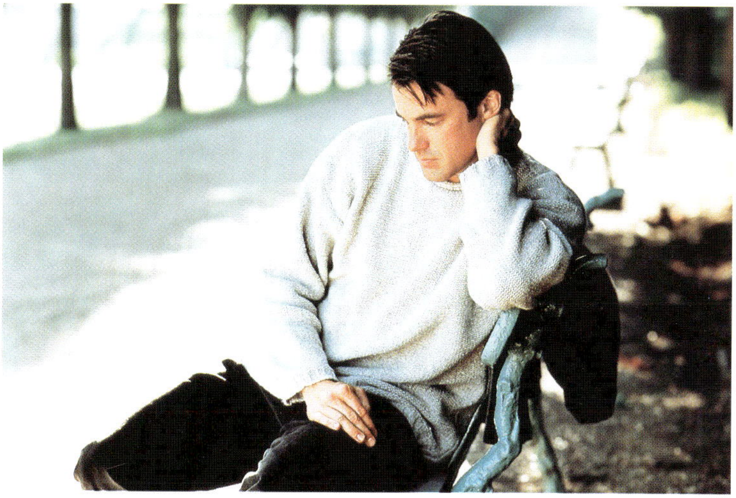

Wer es früh gelernt hat, Verantwortung für sich zu übernehmen, wird die Einschränkungen gut in sein Leben integrieren können.

Verantwortung übernehmen

Unabhängig vom Zeitpunkt der Diagnose und der bereits eingetretenen Folgeschäden liegt es stets in Ihrer Hand, dem Fortschreiten der Krankheit Einhalt zu gebieten. Nur Sie selbst können aktiv und konsequent an dem Ziel arbeiten, gesund und fit zu bleiben. Ärzte und Krankenschwestern, Diätberater, Diabetes-Assistentinnen und Psychologen können Ihnen dabei nur helfen. Die bewusste Entscheidung für den Weg in eine möglichst gesunde und freudvolle Zukunft liegt allein bei Ihnen.

Die tägliche Selbstkontrolle

Jede Behandlung kann nur dann wirklich gut sein, wenn man sie auch ständig kontrolliert. Sollte sich nämlich bei der Kontrolle ein unbefriedigendes Ergebnis zeigen, dann muss die Therapie weiter angepasst werden. Schließlich ist der Blutzucker ein Wert, der sich ständig ändert und von vielen äußeren Faktoren beeinflusst wird. Auch beim Gesunden schwankt der Zucker, bleibt hier jedoch immer im Bereich zwischen 60 und 140 mg/dl.

Der Zuckeranteil im Blut ist kein fester Wert, sondern unterliegt natürlichen Schwankungen, vor allem durch das Essen und körperliche Aktivität.

Die Selbstkontrolle macht Sie zu einem mündigen, selbstständigen Patienten, der nicht von der dauernden Betreuung in einer

Arztpraxis abhängig ist. Mit der Zeit werden Sie auch lernen, wie Sie auf einen Anstieg oder einen unvorhergesehenen Abfall des Blutzuckers reagieren können.
Sinnvoll sind die selbst durchgeführten Messungen jedoch nur dann, wenn Sie sie sorgfältig dokumentieren, am besten in Ihrem Diabetiker-Tagebuch.

Wie können Sie den Blutzucker messen?

Um die Blutentnahme kommt man beim Messen leider – noch – nicht herum.

Um den Zucker im Blut messen zu können, müssen Sie erst einmal an dieses Blut gelangen. Vielen Diabetikern erscheint es anfangs ein ganz furchtbares Unterfangen, sich dazu selbst in den Finger zu stechen (das Ohrläppchen täte es übrigens auch, wird zu diesem Zweck aber eher selten hergenommen). Vielleicht fällt es Ihnen leichter, wenn Sie die Blutentnahme die ersten Male in der Praxis Ihres Hausarztes üben.

Der »Piekser«

Bei schlechter Durchblutung der Hände oder Finger wird die Blutentnahme erleichtert, wenn die Hände vorher mit warmem Wasser gewaschen werden.

Für die Gewinnung von Kapillarblut aus der Fingerkuppe benötigen Sie eine spitze Lanzette oder einen automatischen »Piekser« (z. B. Autoclix®, Softclix®, Autolance®), einen Tupfer und spezielle Teststreifen. Wenn Sie Ihre Hände zuvor sorgfältig gewaschen haben, ist es nicht nötig, die Fingerkuppe vor der Blutentnahme zu desinfizieren.
Lesen Sie sich zunächst die Gebrauchsanleitung für die Teststreifen auf dem Beipackzettel oder auf der Dose, in der die Teststreifen enthalten sind, genau durch. Stechen Sie tief genug – also nicht zu vorsichtig – in die seitliche Fingerkuppe, drücken Sie dann einen dicken Tropfen Blut aus der Wunde und geben Sie ihn auf das markierte Feld Ihres Teststreifens.

Das Ergebnis einfach ablesen

Eine kurze Wartezeit muss eingehalten werden.

Je nach Art des Teststreifens müssen Sie den Blutstropfen dann nach einer gewissen Zeit (meist nach einer Minute) mit dem Tupfer wieder abwischen. Dann müssen Sie noch eine Zeit (ebenfalls meist eine Minute) abwarten, bis die chemische Reaktion zwi-

schen Blut und dem beschichteten Feld auf dem Teststreifen abgelaufen ist. Die Verfärbung auf dem markierten Feld können Sie nun mit den auf dem Teststreifen-Behälter abgedruckten Farbkästchen vergleichen und so Ihr Testergebnis ablesen. Tragen Sie den gemessenen Wert gleich in Ihr Diabetiker-Tagebuch ein.
Da die kleine Wunde in der Fingerkuppe meist nicht nachblutet, benötigen Sie auch kein Pflaster.
Diese Streifentests liefern ein relativ genaues Ergebnis, das um höchstens 20 Prozent vom wirklichen Blutzuckerwert abweicht.

Elektronische Messung

Für Sehbehinderte kann das Erkennen der Verfärbung auf dem Teststreifen ein Problem sein. Der exakte Vergleich hängt natürlich auch von der Zimmerbeleuchtung ab und davon, wie gut der Patient überhaupt Farben unterscheiden kann – ein relativ großer Prozentsatz vor allem der Männer ist teilweise farbenblind. Für die Betroffenen gibt es die Möglichkeit, ein elektronisches Messgerät anzuschaffen, das die Blutzuckermessung in eine Zahlenangabe umwandelt. Man erhält also direkt die Angabe des Blutzuckerwertes. Die Messergebnisse der modernen Blutzuckermessgeräte sind zwar nicht genauer als die der herkömmlichen Teststreifen, dafür sind die Geräte etwas komfortabler in der Anwendung. Manche liefern die Messergebnisse auch in kürzerer Zeit. Macht Ihnen aufgrund einer Sehbehinderung auch das Lesen dieser Zahlen Schwierigkeiten, können Sie bei speziellen Geräten die Messwerte mit einem Knopfdruck automatisch speichern und später in Ihrer Arztpraxis ablesen lassen.
Informieren Sie sich bei Ihrem Arzt oder einer Selbsthilfegruppe, welches der vielen auf dem Markt erhältlichen Geräte für Sie besonders geeignet ist. Bedenken Sie auch, dass diese technischen Geräte anfälliger für Störungen sind als die einfachen Teststreifen. Allerdings dürfen Sie die Teststreifen (das trifft auch auf die speziellen Streifen für die Geräte zu) nur bis zum angegebenen Verfallsdatum verwenden, da die Ergebnisse sonst nicht mehr zuverlässig sind.

Die Genauigkeit der eigenen Blutzuckermessung ist nie hundertprozentig so wie bei einer Laboruntersuchung, aber für den täglichen Gebrauch völlig ausreichend.

Neue Testverfahren

Methoden zur Blutzuckerbestimmung, die eine Blutabnahme überflüssig machen, sind in der Entwicklung.

Die meisten Diabetiker würden eine »unblutige« Bestimmung der Blutzuckerwerte sehr begrüßen. Verschiedene Firmen arbeiten bereits fieberhaft an der Entwicklung von Geräten, die mit Laserstrahlen den Blutzuckerwert direkt am Gewebe ablesen. Aus dem Muster der reflektierten Strahlen könnten die ganz speziellen Strahlen des Zuckermoleküls herausgefiltert und ihre Anzahl bestimmt werden. Bisher bereitet den Wissenschaftlern die Isolation dieser Moleküle noch Probleme.

Urintest

Messen Sie den Zucker im Urin, dann sollten Sie unbedingt Ihre persönliche Nierenschwelle kennen (siehe Seite 21). Der Zuckerspiegel kann schon längst zu hoch sein, wenn der Urinteststreifen noch nichts anzeigt. Aber auch ein drohender Unterzucker bleibt mit der Harnzuckermessung unbemerkt. Deshalb sollten Sie zusätzlich einmal pro Woche den Blutzucker bei Ihrem Arzt bestimmen lassen.

Wann messen?

Grenzwerte nach einer Mahlzeit sind 140 bis 160 mg/dl.

Obwohl der Diabetes anhand eines erhöhten Nüchternzuckers diagnostiziert wurde, sollten Sie den Blutzucker (und beim Urintest den Harnzucker) zu Hause nach dem Essen kontrollieren, und zwar am besten ein bis zwei Stunden nach dem Frühstück. Idealerweise sollte der Zucker wie beim Gesunden zu diesem Zeitpunkt nicht über 140 mg/dl liegen, höchstens darf er bis 160 mg/dl angestiegen sein. Dies gilt für alle Altersstufen, auch wenn man bei Senioren über 80 Jahren einmal einen Wert bis zu 200 mg/dl durchgehen lässt.

Wie oft messen?

Wie oft der Blutzucker kontrolliert werden muss, hängt im Wesentlichen davon ab, wie er behandelt wird. Ebenso wichtig ist aber auch, wie stabil der Zucker sich einstellen lässt. Je stärker die Werte schwanken, desto häufiger muss gemessen werden.

Werden Sie ausschließlich über eine gesunde Ernährung behandelt, dann reicht es in der Regel aus, den Zucker zwei- bis dreimal pro Woche zu messen.
Erhalten Sie zusätzlich zur diätetischen Behandlung zuckersenkende Tabletten oder Insulin, ist es sinnvoller, den Zucker täglich zu messen. Das gilt zwingend für die Zeit der Neueinstellung und auch dann, wenn die Behandlung umgestellt wird. Erst bei sehr stabilen Werten kann man die Abstände vergrößern.
Die tägliche Messung ist auch notwendig, wenn Sie eine kalorienarme Kost zu sich nehmen, um Ihr Gewicht zu reduzieren. Denn schon leichte Gewichtsabnahmen führen zu einer deutlichen Senkung des Blutzuckers, und die gleichzeitig eingenommenen Tabletten können ihn dann gefährlich weit absenken.

Generell sollten Sie lieber einmal zu viel als zu wenig den Blutzucker messen.

Wenn Sie plötzlich krank werden, Fieber bekommen, sich stärker körperlich belastet haben als sonst oder Anzeichen eines Unterzuckers verspüren, dann müssen Sie den Blutzucker sofort und weiter alle zwei bis drei Stunden messen, bis Sie wieder Ihren Normalzustand erreicht haben und der Zucker sich auf einen normalen Bereich eingependelt hat.
Rufen Sie bei stark sinkenden oder steigenden Werten immer einen Arzt.

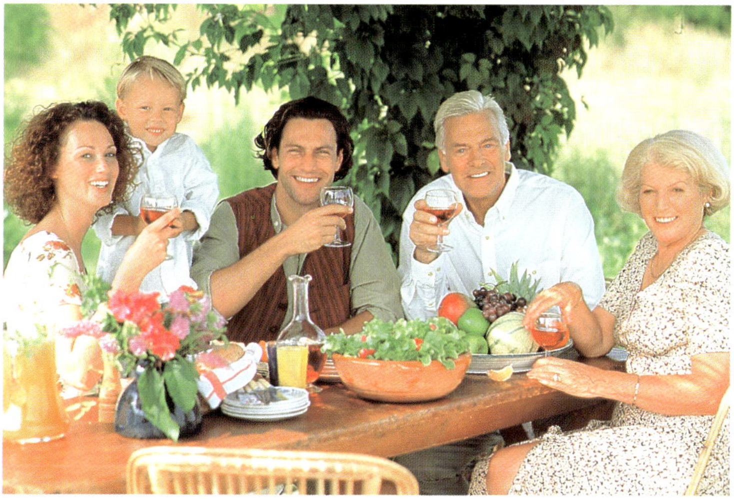

Bitten Sie die Familie um Unterstützung in Ihrem Kampf gegen die Zuckerkrankheit.

Was sollten Sie noch regelmäßig kontrollieren?

Moderne Geräte erleichtern auch das Blutdruckmessen enorm. Eine um das Handgelenk gelegte Manschette und ein Knopfdruck reichen aus, um in kürzester Zeit das Ergebnis digital ablesen zu können.

Wiegen Sie sich mindestens einmal pro Woche, und zwar ohne Kleidung morgens vor dem Frühstück. Tragen Sie den Wert in Ihr Diabetiker-Tagebuch ein. Stellen Sie dabei eine unfreiwillige Gewichtsabnahme oder -zunahme fest, suchen Sie baldmöglichst Ihren Arzt auf.

Messen Sie Ihren Blutdruck einmal pro Woche, wenn er normal ist, bzw. täglich, wenn Sie unter Bluthochdruck leiden.

Betrachten Sie jeden Tag, am besten vor dem Waschen, Ihre Füße einschließlich der Fußsohle und der Zehenzwischenräume. Lassen Sie sich dabei helfen, wenn Sie dies selbst aufgrund körperlicher Einschränkungen nicht schaffen; setzen Sie Ihre Brille auf, und benutzen Sie gegebenenfalls einen Taschenspiegel. Gehen Sie sofort zum Arzt, wenn Sie Rötungen, Blasen, Einrisse oder ein Geschwür bemerken (siehe auch Seite 101).

Eigene Erfahrung und Wissen um die Probleme machen den persönlich von Diabetes Betroffenen oft zum besseren Experten als den Diabetes-Spezialisten.

Selbsthilfegruppen

Auch wenn Sie bisher kein »Vereinsmeier« waren, sei Ihnen die Teilnahme an einer Selbsthilfegruppe dringend empfohlen. Denn selbst der beste Diabetes-Spezialist ist lange kein so guter Experte wie jemand, der persönlich betroffen ist. In der Selbsthilfegruppe finden Sie ein offenes Ohr für Ihre Probleme und einen echten Austausch von Ideen und Erfahrungen. Außerdem bekommen Sie hier die besten und aktuellsten Informationen über neue Behandlungsmöglichkeiten, Adressen, Tipps und Tricks zu vielen Alltagsproblemen.

Der Zusammenschluss kleiner örtlicher Selbsthilfegruppen in großen Verbänden hat auch politischen Einfluss und kann dazu beitragen, dass die hierzulande noch immer unzureichende Betreuung von Diabetikern eines Tages besser wird. Adressen bekommen Sie bei der Deutschen Diabetes-Stiftung, der Diabetes Gesellschaft oder dem Diabetiker-Bund (siehe Seite 126).

Teilnahme an einer Schulung

Diabetiker-Schulungen werden heute von speziellen Kliniken oder Krankenhausabteilungen angeboten. In größeren Städten findet man ambulante Schulungen auch in Praxen von Diabetes-Spezialisten, in Klinik-Ambulanzen oder in speziell dafür geschaffenen Einrichtungen.

Vielleicht werden Sie sich fragen, warum Sie eigentlich eine Schulung mitmachen sollen, schließlich wissen Sie doch schon eine ganze Menge über Ihre Krankheit, und Ihre Mutter, die ebenfalls zuckerkrank ist, hat so etwas auch noch nie gemacht.

Schulung bedeutet in diesem Zusammenhang aber nicht, langweilige Vorträge über sich ergehen zu lassen. Natürlich vermittelt die Schulung auch Wissen. Das Wichtigere aber ist, dass Sie lernen, dieses Wissen zusammen mit mehreren Experten und Betroffenen in die Praxis umzusetzen. Außerdem gibt es Schulungen, die genau auf Ihre Bedürfnisse und Probleme abgestimmt sind, wie z. B. Schulungsgruppen für ungewöhnlich junge Typ-II-Diabetiker, Schulungen für Diabetiker mit Herz-Kreislauf-Erkrankungen und vieles mehr.

Verpassen Sie nicht die Gelegenheit, während einer Schulung den neuesten Stand der Diabetes-Forschung hinsichtlich der Behandlungsmöglichkeiten zu erfahren. Hier kann sich innerhalb weniger Jahre sehr viel bewegen.

Nehmen Sie sich für eine solche Schulung, die in der Regel ein bis zwei Wochen (in der Klinik bzw. Rehabilitationsklinik auch einmal drei bis vier Wochen) dauert, etwas Zeit. Auch in den Wochen danach sollten Sie Ihren Kopf möglichst frei haben, um die erlernten Dinge in Ihren Alltag zu integrieren. Wenn Sie im Beruf unabkömmlich sind, können Sie sich jedoch ambulant am Abend schulen lassen, z. B. in einer Diabetes-Schwerpunktpraxis.

Eine Schulung sollte jeder Typ-II-Diabetiker zumindest einmal mitmachen, und zwar dann, wenn er gerade erfahren hat, dass er an dieser Krankheit leidet. Besser natürlich ist es, das erlernte Wissen nach einiger Zeit in einer weiteren Schulung wieder einmal aufzufrischen.

Ganz wichtig ist eine Schulung in folgenden Fällen:

- Ihre Behandlung wird neu eingestellt.
- Starke Zuckerschwankungen treten auf.
- Es kommt häufig zu Unterzuckerungen.

Den Blutzucker auf natürliche Weise senken

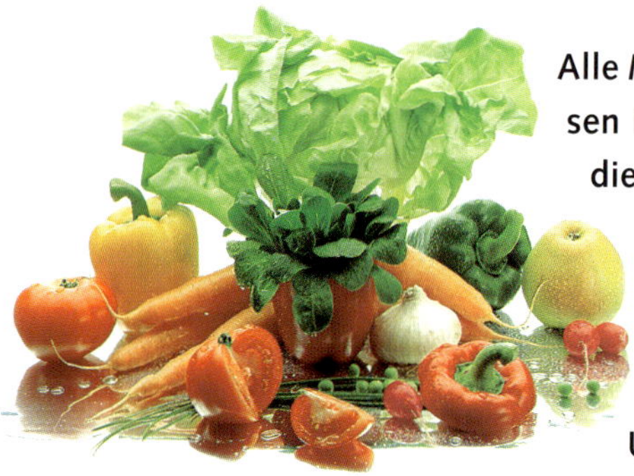

Alle Maßnahmen zur Senkung der Blutzuckerwerte müssen ineinander greifen und sich sinnvoll ergänzen. Für die meisten Typ-II-Diabetiker ist eine Gewichtsabnahme Behandlungsziel Nummer eins – gleichgültig, wie alt sie sind oder in welchem Stadium die Zuckerkrankheit diagnostiziert wurde. Für alle Diabetiker gilt außerdem »sich regen bringt Segen«. Und nicht zuletzt stellt eine ausgewogene und abwechslungsreiche Ernährung die Basis jeder Behandlung dar. In leichteren Fällen kann eine Stabilisierung des Blutzuckers allein schon durch diese scheinbar simplen Maßnahmen erreicht werden – in allen anderen verbessern sie die Werte erheblich.

Fetttriefende Kost ist für Sie passé! Entdecken Sie ab jetzt die leichten und gesunden Genüsse!

Oberstes Gebot: Gewicht reduzieren

Unsere so genannte denaturierte Zivilisationskost enthält einfach zu viel Haushaltszucker und zu viel Auszugsmehl – zu viel schnell ins Blut schießende Energie.

Schon mehrfach haben Sie in diesem Buch lesen können, dass bei 90 Prozent der Typ-II-Diabetiker Übergewicht der wichtigste Auslösefaktor für die Erkrankung ist. Ein Überangebot an Kalorien allgemein und Zucker im Besonderen veranlasst die Zellen, die ihre Energie hauptsächlich aus der Verbrennung von Zucker gewinnen, dazu, sich gegen diese unnötige Energie abzuschotten. So bauen sie ihre Bindungsstellen (Rezeptoren) für den Zuckertransporteur Insulin ab. Da der Körper aber nicht einfach hinnehmen kann, dass das Übermaß an Zucker nun sinnlos im Blut kreist und dort zu Schäden führt, zwingt er die Bauchspeicheldrüse zu einer Mehrproduktion von Insulin. Die Überproduktion von Insulin hat wiederum zur Folge, dass der Zuckerkranke noch mehr Appetit verspürt und dadurch zu noch größerer Kalorienzufuhr verführt wird.

Die Entwicklung lässt sich aufhalten

Sobald Sie, wenn Sie Übergewicht haben, weniger Kalorien und damit auch Zucker zu sich nehmen, können Sie den ganzen Teufelskreis vielleicht noch einmal zum Stillstand bringen. Bei einem knappen Angebot an Zucker nämlich bauen die Zellen ihre Bindungsstellen für Insulin wieder auf, da sie in solch mageren Zeiten auf jedes Zuckermolekül zur Energiegewinnung angewiesen sind. Ein Übermaß an Insulin ist nicht mehr nötig, um den Zucker schnell in die Zellen zu transportieren. Die Bauchspeicheldrüse kann sich also wieder entspannen und ihre Insulinproduktion auf ein normales Niveau herunterfahren. In diesem Fall kann die Zuckerkrankheit wieder völlig verschwinden, und zwar allein durch Normalisierung des Körpergewichts.

Solange die Gewebe und Zellen ihre Insulinresistenz wieder verlieren können, kann die natürliche Balance völlig wiederhergestellt werden.

Natürlich ist das ein Idealfall, den man in der Wirklichkeit nicht immer antrifft. Denn der Typ-II-Diabetes wird leider oft erst dann diagnostiziert, wenn die Bauchspeicheldrüse durch jahrelange Höchstleistungen am Ende ihrer Leistungsfähigkeit angekommen ist. Dann lässt die Insulinproduktion immer stärker nach und versagt schließlich ganz. Doch auch in diesem Fall kann eine Gewichtsabnahme beim übergewichtigen Typ-II-Diabetiker zu einer erheblichen Besserung der Blutzuckerwerte führen.

Wie kann ich das schaffen?

Für viele Diabetiker, die ihr Leben lang 10, 20 oder auch 40 Kilogramm zu viel gewogen haben, ist es kaum vorstellbar, dieses Übergewicht wieder loszuwerden. Lassen Sie sich nicht durch ein unrealistisch hoch gestecktes Ziel verunsichern, das Sie, aus dem Grund, es doch nie zu erreichen, gleich wieder aus den Augen verlieren. Beim Typ-II-Diabetes ist jede Gewichtsabnahme schon eine enorme Hilfe für eine bessere Zuckereinstellung, selbst wenn es sich nur um ein, zwei oder drei Kilogramm handelt. Setzen Sie sich ein realistisches Ziel zum Abnehmen. Schließlich wissen wir alle, wie schwer es ist, jahrzehntelang gekannte und geliebte Ernährungsgewohnheiten aufzugeben und die Pfunde, gegen die man schon lange vergeblich angekämpft hat, mit strengster

Um dauerhaft das Gewicht zu reduzieren, ist eine Umstellung der Ernährungsgewohnheiten notwendig. Ernährungsberater der Krankenkassen können Sie dabei mit Rat und Tat unterstützen.

Disziplin nun doch noch abzubauen. Allerdings ist es auch ein großer Erfolg und hebt Ihr Selbstwertgefühl, wenn es dann doch noch gelingt.

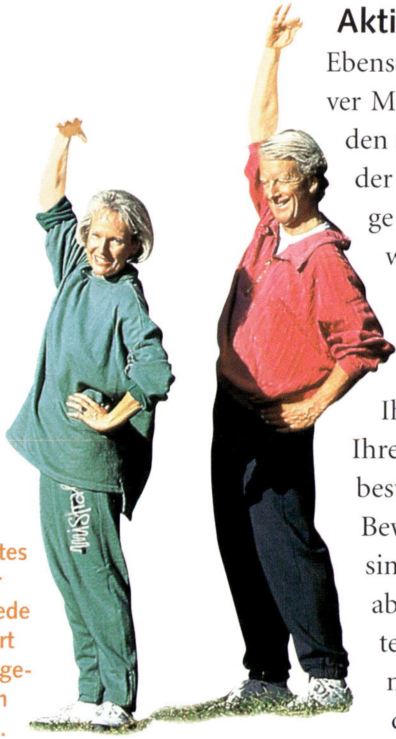

Eine Sportart gegen Diabetes gibt es leider nicht. Aber jede Bewegungsart hilft, den Folgeerkrankungen vorzubeugen.

Aktiv werden!

Ebenso wie Sie Ihre Krankheit am besten als aktiver Mensch und nicht als leidender Kranker in den Griff bekommen, wird es Ihnen auch mit der Kontrolle Ihres Gewichtes ergehen. Solange Sie sich einreden, Sie müssten abnehmen, werden Sie Ihr Ziel nie erreichen. Sobald Sie aber den Mut haben und sagen »Ich will abnehmen!«, haben Sie die besten Chancen, es zu schaffen. Besprechen Sie mit Ihrem Arzt oder einer Diätassistentin bei Ihrem Diabetes-Spezialisten, wie Sie dabei am besten vorgehen.

Bewegung und kalorienreduzierte Ernährung sind die Schlüsselbegriffe bei jeder Gewichtsabnahme. Quälen Sie sich aber nicht mit Diäten, die Ihnen nicht schmecken und die Sie mit verbissenem Kampfgeist bis zu dem Tag durchführen, an dem sie endlich vorbei sind. Von dem Zeitpunkt an nämlich werden Sie wieder zunehmen, vielleicht mehr, als jemals zuvor. Suchen Sie sich stattdessen Nahrungsmittel und Gerichte aus, die Sie mit Freude und Genuss verzehren. Denn an der Ernährungsweise, mit der Sie schlanker geworden sind, müssen Sie weiterhin festhalten, damit Sie auch schlank bleiben. Und Sie können Ihr Leben nur dann umstellen, wenn es Ihnen Spaß macht.

Broca-Formel

Um Ihr Gewicht zu halten, wenn Sie abgenommen haben, müssen Sie wissen, wie viel Energie Sie täglich brauchen. Sie werden vermutlich erstaunt sein, wie wenig das ist.

Dazu berechnen Sie zunächst einmal Ihr Normalgewicht nach der klassischen Formel von Broca:

Normalgewicht = Körpergröße in Zentimeter minus 100

Normalgewicht x 32 = täglicher Kalorienbedarf bei leichter körperlicher Arbeit.

Das so berechnete Normalgewicht multiplizieren Sie mit 32, wenn Sie einer körperlich leichten Arbeit nachgehen und keinen Leistungssport in Ihrer Freizeit treiben. Daraus ergibt sich Ihr täglicher Kalorienbedarf. Beispiel: Bei einer 165 Zentimeter großen Person sind das 65 x 32, also 2080 Kilokalorien pro Tag.
Arbeiten Sie körperlich schwerer oder treiben Sie viel Sport, dann dürfen Sie Ihr Normalgewicht (Körpergröße minus 100) mit der Zahl 40 multiplizieren. Eine 165 Zentimeter große Person dürfte sich dann jeden Tag 2600 Kilokalorien gönnen.
Allerdings gehören die meisten Menschen und ganz besonders die Mehrzahl der Typ-II-Diabetiker der ersten Kategorie an. Sie treiben wenig Sport und gehen keiner körperlich anstrengenden Arbeit nach, verbrauchen also wenig Kalorien.

Body mass index

In der letzten Zeit wird statt des Normalgewichts der Körpermasseindex (englisch: »body mass index«) berechnet, und zwar nach folgender Formel:

BMI = Körpergewicht geteilt durch das Quadrat der Körpergröße

Sie sollten mit einem BMI von 30 unbedingt versuchen abzunehmen – ab diesem Wert sprechen Ernährungsphysiologen von einer kritischen Belastung.

Rechenbeispiel: Jemand ist 1,65 m groß und wiegt 65 kg, also nimmt er 1,65 m x 1,65 m = 2,72 m^2 und teilt 65 kg durch 2,72 m^2.
Das ergibt einen BMI von 23,89 kg/m^2.
Normaler Index für Frauen: 19 bis 23 kg/m^2
Normaler Index für Männer: 20 bis 24 kg/m^2
Wenn Sie einen Körpermasseindex (BMI) von 25 bis 30 errechnen, dann sollten Sie über eine Gewichtsabnahme ernsthaft nachdenken. Es ist zwar noch kein großes Übergewicht, dafür lässt es sich auch leichter abbauen.

Übersteigt Ihr BMI den Wert von 30, sind Sie schon in einem Maße übergewichtig, in dem Sie Ihre Gesundheit erheblich gefährden. Um abzunehmen benötigen Sie ärztliche und vielleicht auch psychotherapeutische Hilfe. Scheuen Sie sich nicht, mit Ihrem Arzt darüber zu sprechen. Warum sollten Sie sich bei der wichtigen Aufgabe nicht helfen lassen, Ihre Gesundheit zu schützen?

Fit durch Bewegung

Ausreichende Bewegung stellt für den Typ-II-Diabetiker eine ebenso wichtige Behandlung dar wie die richtige Ernährung und die Einnahme von Medikamenten. Viele Zuckerkranke profitieren von sportlicher Betätigung sogar so sehr, dass sie keine Medikamente (mehr) benötigen, insbesondere wenn ihre Krankheit noch nicht allzu lange besteht und die Zuckerwerte nicht ständig sehr hoch sind.

Bewegung erhöht den Anteil des »guten« HDL-Cholesterins im Blut, das den Fettstoffwechsel positiv beeinflusst.

Bewegung, die Ihren Kreislauf in Schwung und Sie zum Schwitzen bringt, lässt den Blutzucker sinken. Außerdem wächst die Ansprechbarkeit der Muskelzellen auf Insulin: Unter sportlicher Betätigung wird bei der gleichen Menge Insulin mehr Zucker in die Muskeln befördert. Eine weitere Wirkung vermehrter Bewegung ist die Ankurbelung des Stoffwechsels allgemein. Überflüssige Kalorien werden gleich verbrannt, Fettpölsterchen schwinden und das Gewicht nähert sich – bei entsprechender Ernährung – schließlich dem normalen Niveau. Aber auch erhöhte Blutfette und ein Bluthochdruck können durch körperliches Training wieder in die richtige Richtung gelenkt werden.

Wie viel Sport vertrage ich?

Vor Beginn jeder sportlichen Betätigung sollten Sie Ihren Arzt konsultieren, ob Sport allgemein und die gewählte Sportart speziell für Sie geeignet sind. Schließlich gibt es einige Situationen, in denen Sport für Diabetiker weniger empfehlenswert ist oder ganz unterbleiben sollte.

Keinen Sport treiben sollten Diabetiker, die unter folgenden Symptomen leiden:

- Stark schwankende, schlecht einstellbare Zuckerwerte
- Ausgeprägte diabetische Netzhauterkrankung
- Schwere diabetische Nervenschäden
- Fortgeschrittener diabetischer Fuß

Die Mehrzahl aller Diabetiker kann und soll jedoch Sport treiben, und sei es nur für zehn Minuten täglich. Wenn Sie das Training in den Ablauf eines jeden Tages einplanen, wird es Ihnen leichter fallen, diese täglichen zehn Minuten (oder mehr) auch einzuhalten. Für Diabetiker sind vor allem Sportarten sinnvoll, welche die Ausdauer fördern, Herz, Kreislauf und die Atemorgane trainieren, die Durchblutung anregen und Spaß machen.

Das Motto für körperliche Betätigung: Lieber täglich eine Viertelstunde als einmal die Woche ein »Kraftakt« von drei Stunden.

Dagegen sind Hochleistungssport und Extremsportarten wegen der Verletzungsgefahr und der übermäßig starken Beanspruchung von Herz und Kreislauf für Diabetiker weniger geeignet. Auch Sportarten, bei denen Diabetiker sich oder andere in Gefahr bringen, sind nicht zu empfehlen.
Für den Typ-II-Diabetiker, der weder Medikamente noch Insulin benötigt, und der außerdem keine Folgeschäden des Diabetes und keine weiteren Begleiterkrankungen aufweist, gelten keinerlei Einschränkungen. Er kann so viel und so lange Sport treiben, wie es ihm beliebt.

Geeignete Sportarten für Diabetiker

- Wandern, Joggen
- Bergsteigen
- Radfahren
- Skilanglauf
- Schlittschuhlaufen
- Rudern
- Gymnastik
- Schwimmen
- Volleyball
- Fußball
- Tennis, Federball
- Tischtennis
- Tanzen
- Golf

Unter »Sport« verstehen wir jede Art kreislaufanregenden Trainings: also auch Spazierengehen und Gartenarbeit.

Sport bedeutet auch seine Sorgen zu vergessen und mit anderen Menschen Spaß zu haben.

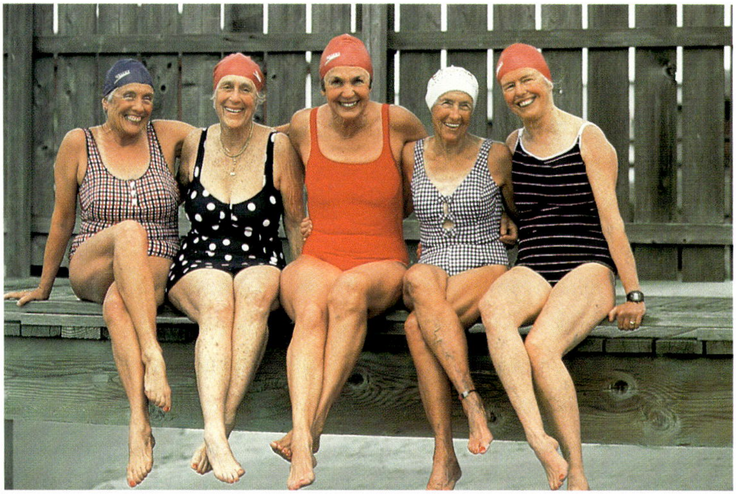

Sport bei medikamentöser Behandlung oder Insulinpflicht

Beachten Sie aber unbedingt die folgenden Hinweise, wenn Sie mit Medikamenten oder Insulin behandelt werden:

Messen Sie vor jeder sportlichen Betätigung den Blutzucker. Liegt der Wert unter 100 mg/dl oder über 250 mg/dl, dürfen Sie jetzt keinen Sport treiben! Sorgen Sie zunächst dafür, dass sich Ihr Blutzucker normalisiert.

Da es einiges Feingefühl erfordert, die Belastbarkeit des eigenen Körpers kennen zu lernen, ist es ratsam, die sportlichen Aktivitäten nur ganz allmählich zu steigern.

Heben Sie den Zucker bei Werten unter 100 mg/dl durch den Verzehr einiger Kohlehydrate an. Ist der Blutzucker zu hoch, dann sollten Sie auf den Sport ganz verzichten, wenn Sie mit Tabletten behandelt werden. Spritzen Sie Insulin, dann können Sie versuchen, den Zucker vorsichtig durch zusätzliches Spritzen einiger weniger Insulin-Einheiten zu senken. Dennoch sollten Sie lieber an diesem Tag auf die körperliche Belastung verzichten.

Schrittweise steigern

Wenn Sie bisher wenig Erfahrung mit sportlicher Betätigung haben, fangen Sie ganz langsam damit an. Kontrollieren Sie Ihren Blutzucker vor, während und nach der Belastung. Steigern Sie das Training stufenweise und vergessen Sie nicht, den Blutzucker immer wieder zu bestimmen. Sie werden dabei selbst bald merken, dass Sie ab einer gewissen Belastung entweder mehr essen oder etwas weniger Insulin bzw. eine halbe oder eine Tablette weniger einnehmen müssen. Besprechen Sie solche Änderungen der Medikation aber immer erst mit Ihrem Arzt.

Unterzuckerung vorbeugen

Berechnen Sie für jede halbe Stunde körperlicher Belastung eine zusätzliche BE (entsprechend zwölf Gramm Kohlehydrate oder ein halbes Brötchen, siehe Seite 51). Nehmen Sie vor und nach der Belastung genügend Kohlehydrate zu sich.

Diese Vorsichtsmaßnahmen gelten nicht nur beim Fußballspielen, sondern auch bevor Sie den Garten umgraben oder die Wohnung neu tapezieren.

Tragen Sie immer genügend Traubenzucker bei sich. Legen Sie den Traubenzucker beim Tennisspielen auf eine Bank am Rande des Platzes, oder deponieren Sie beim Schwimmen ein Päckchen am Rand des Beckens. Eingeschlossen in Ihrem Spind nützt Ihnen der Traubenzucker nichts, wenn Sie Anzeichen einer Unterzuckerung bemerken.

Treiben Sie Sport möglichst in einer Gruppe und informieren Sie die Mitspieler über Ihre Krankheit. Beim Schwimmen ist es sinnvoll, dass Sie zuvor mit dem Bademeister über Ihren Diabetes und über mögliche Symptome sprechen, die auf die Gefahr einer Unterzuckerung hindeuten.

Diäten sind »out« – richtige Ernährung ist »in«

Die Zeiten, in denen strenge Ernährungsvorschriften den Diabetikern das Leben vergällt haben, sind endgültig vorbei. Mittlerweile ist der mit Verzicht und Freudlosigkeit behaftete Begriff der »Diät« einstimmig und endgültig ad acta gelegt worden. Heute gibt es stattdessen nur noch eine gesunde Ernährung für Diabetiker, die sich in ihren Empfehlungen übrigens kaum von der gesunden Ernährung für den Normalbürger unterscheidet.

Dennoch bedeutet dies noch lange nicht für alle Diabetiker »die große Freiheit«. Vor allem Typ-II-Diabetiker, die mit Tabletten oder einer konventionellen Insulintherapie (siehe Seite 72) behandelt werden, müssen sich weiterhin an gewisse Regeln halten. Und auch die große Mehrzahl der Typ-II-Diabetiker mit Übergewicht muss, wie schon gesagt, durch eine diszipliniertere Ernährungsweise dafür sorgen, das Gewicht zu normalisieren.

Tipps zur Ernährungsumstellung

Sie sollten nie hungern, da das den Blutzuckerspiegel in gefährliche Tiefen treibt. Verteilen Sie auch als Berufstätiger die Mahlzeiten vernünftig über den Tag.

1 Verteilen Sie Ihre Energieversorgung auf mehrere kleinere Mahlzeiten am Tag. Denn nach den üblichen drei großen Mahlzeiten steigt der Blutzucker übermäßig stark an und fällt bis zur nächsten Mahlzeit ebenso stark wieder ab, was auch für einen kräftigen Hunger und damit eventuell einer zu großen Kalorienaufnahme sorgt. Essen Sie lieber vor- und nachmittags kleine Zwischenmahlzeiten und gönnen Sie sich noch ein kleines Betthupferl vor dem abendlichen Zähneputzen. Allerdings dürfen dann Frühstück, Mittagessen und Abendbrot auch nicht zu üppig ausfallen.

2 Essen Sie langsam und mit Appetit, nehmen Sie sich ausreichend Zeit, um die Mahlzeiten zu genießen, hören Sie aber mit dem Essen auf, bevor Sie sich richtig satt und voll fühlen. Das mag Ihnen zu Beginn etwas ungewohnt vorkommen. Wenn Sie sich aber erst einmal daran gewöhnt haben, wird es Ihnen vielleicht gefallen, dass Sie sich durch das Essen nicht mehr belastet und müde fühlen.

3 Ernähren Sie sich vielfältig und meiden Sie eine einseitige Kostform (siehe Seite 76). Jede der großen Lebensmittelgruppen – Getreideprodukte, Fleisch oder Fisch, Gemüse und Milchprodukte – enthält wertvolle Inhaltsstoffe, die sich bei einer ausgewogenen Kombination zu einem gesunden Ganzen zusammenfügen.

Die so genannte vollwertige Mischkost ist die beste Ernährungsform für jeden Menschen.

4 Essen Sie viel Obst, Gemüse und Salate, damit Sie genügend Vitamine und Mineralstoffe erhalten. Besonders reiche Mineralstofflieferanten sind Spinat, Sauerkraut, Lauch, Möhren und Grünkohl.

5 Kaufen Sie möglichst frische Nahrungsmittel ein, lagern Sie diese nur kurz und bereiten Sie sie schonend zu.
6 Wählen Sie Getreideprodukte, die aus vollem Korn hergestellt sind, also Vollkornbrot und Naturreis. Sie enthalten viele wertvolle Stoffe, aber auch eine große Menge Ballaststoffe.
7 Ein Umdenken ist vor allem in der Zusammensetzung der Menüs gefordert. Eine gute Portion Kartoffeln, Reis, Nudeln, ergänzt durch eine Riesenportion Gemüse bzw. Salat, mit Fleisch oder Fisch als kleiner Geschmacks-Beilage ist nach heutigen Erkenntnissen eine gesunde Hauptmahlzeit.

Ballaststoffe verzögern die Aufnahme von Zucker aus dem Darm und sättigen anhaltend.

Wandel der Essgewohnheiten

Verhängnisvoll wirkt sich aus, dass viele Menschen heute einerseits an überlieferten falschen Essgewohnheiten festhalten – dem Wurstbrot mit Butter, dem Stück Sahnetorte zum Kaffee – und andererseits aus Bequemlichkeit zu mit allerlei Konservierungsstoffen, viel Zucker, Salz und Fett versetzten Fertiggerichten greifen. Ganz zu schweigen von den Hunderten von raffinierten Snacks, Gebäcksorten und Süßigkeiten, von denen unsere Großväter nur träumen konnten, und durch die wir so ganz nebenbei tausend Kalorien einschieben.
Die Fülle der modernen Angebotspalette hat auch ihre guten Seiten. So können wir heute Halbfettmargarine, fettarme Milchprodukte und Tiefkühlgemüse kaufen, die geschmacklich einwandfrei sind und eine enorme Hilfestellung bei der kalorien-, also fettreduzierten Ernährung geben.
Wir wollen denn auch keineswegs den Verzicht auf Lebensqualität propagieren. Es ist zwar eine Tatsache, dass Ärzte in den Kriegs- und Nachkriegsjahren einen dramatischen Rückgang von Diabetes und Bluthochdruck verzeichnen konnten. Das heißt nun aber nicht, dass ein Diabetiker heute freiwillig hungern sollte. Er sollte seine Essgewohnheiten lediglich etwas »entrümpeln« und besser an seinen tatsächlichen Bedarf anpassen.

Sofern Sie nicht auf ein bestimmtes Nahrungsmittel allergisch sind, können Sie alles essen – mit Köpfchen und ein wenig Disziplin.

Kohlehydrate – unsere wichtigsten Energielieferanten

Kohlehydrate sind die »Sattmacher« unter den Nährstoffen und unsere wichtigste Energiequelle.

Kohlehydrate sind für Diabetiker nicht gefährliche Stoffe, die sie unbedingt meiden müssen, sondern stellen ganz im Gegenteil die Basis ihrer Ernährung dar. Nach den neuesten Empfehlungen sollen Diabetiker die Hälfte (50 bis 60 Prozent) ihres Energiebedarfes durch Kohlehydrate decken.

Besonders viele Kohlehydrate sind enthalten in Getreideprodukten wie Mehl, Nudeln, Maiserzeugnissen, Stärke, Keimen, getrockneten Hülsenfrüchten und natürlich in Haushaltszucker und damit in allen künstlich gesüßten und aufbereiteten Produkten wie Rosinen, Konfitüren, Likören, Kuchen und Schokolade. Außerdem finden wir Kohlehydrate in geringerer Menge in Gemüse und Obst (hier vor allem in grünen Erbsen, Bananen, Honigmelonen, Mirabellen, Litschis, Weintrauben).

Wie Sie an dieser Liste bereits sehen, sind Kohlehydrate nicht gleich Kohlehydrate. So gibt es welche, die sehr schnell ins Blut übergehen, einen starken Blutzuckeranstieg und in der Folge eine hohe Insulinausschüttung provozieren und nicht lange sättigen. Dazu gehören reiner Zucker, Bonbons, gesüßte Limonaden und Fruchtsäfte. Diese Kohlehydrate sollten Diabetiker wenn überhaupt, dann nur in sehr kleinen Mengen zu sich nehmen.

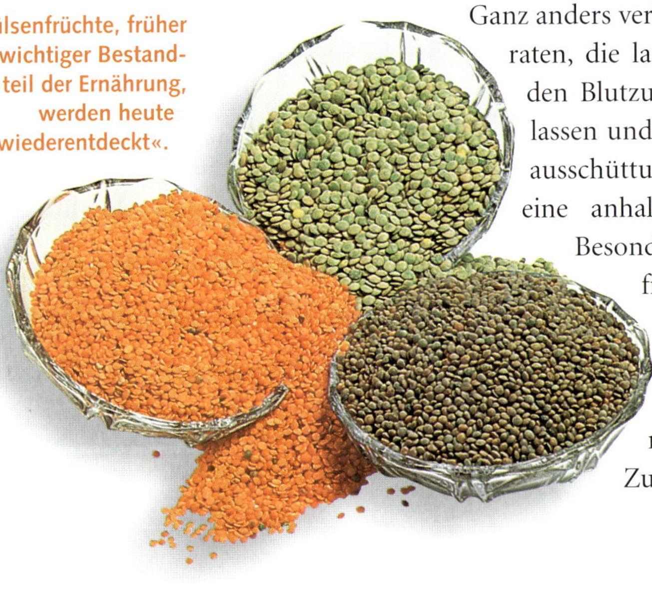

Hülsenfrüchte, früher ein wichtiger Bestandteil der Ernährung, werden heute »wiederentdeckt«.

Ganz anders verhält es sich mit Kohlehydraten, die langsam ins Blut gelangen, den Blutzucker nur wenig ansteigen lassen und nur eine mäßige Insulinausschüttung hervorrufen, aber für eine anhaltende Sättigung sorgen. Besonders günstig sind Hülsenfrüchte, Vollkornbrot und andere Vollkornprodukte, da der hohe Ballaststoffanteil dieser Lebensmittel die Aufnahme des Zuckers ins Blut verzögert.

Broteinheiten

Die täglich benötigten Kohlehydrate können nach wie vor durch Broteinheiten – heute auch Berechnungseinheiten (BE) genannt – festgesetzt werden, wobei eine BE zehn bis zwölf Gramm Kohlehydrate ausmacht. Wie Sie Ihren persönlichen Bedarf ausrechnen, erfahren Sie auf Seite 58.
Achten Sie beim Einkaufen darauf, wie viele Kohlehydrate auf der Verpackung von Lebensmitteln angegeben sind.
Für die Berechnung der Broteinheiten teilen Sie den Betrag durch zwölf.
Einige Beispiele für die Berechnung der Broteinheiten

1 Brötchen	2 BE
1 Scheibe Brot	2 BE
1 Scheibe Knäckebrot	0,5 BE
1 Esslöffel ungekochter Reis	1 BE
1 dicke Kartoffel	1 BE
1 kleiner Naturjoghurt 1,5% Fett	0,5 BE
1 Banane	2 BE
1 Apfel/Birne / Orange	1,5 BE

Bewohner der neuen Bundesländer waren an die Bezeichnung Kohlehydrateinheiten (KHE) gewöhnt.

Kleine Zuckerkunde

Unsere Körperzellen brauchen Zucker als Energielieferanten. Wichtig für die Ernährung ist vor allem zu wissen, wie sich der Zucker am günstigsten aufschlüsseln lässt. Dazu muss man den Unterschied zwischen Einfach-, Zweifach- und Mehrfachzucker kennen.
Einfachzucker bestehen aus einem Kohlehydratmolekül. Dazu gehören:

- Traubenzucker = Glukose
- Fruchtzucker = Fruktose
- Galaktose

Zweifachzucker bestehen aus zwei Kohlehydratmolekülen.
Beispiele dafür sind:

- Haushaltszucker = Glukose und Fruktose (in Obst, Honig)
- Milchzucker = Glukose und Galaktose (in Milch, Joghurt)
- Malzzucker = 2 x Glukose (im Bier)

Man kann Diabetikerprodukte kaufen, die mit Fruktose oder Sorbit, einem Zuckeraustauschstoff gesüßt sind. Das heißt nicht, dass sie zuckerfrei sind!

Vielfachzucker bestehen aus vielen Kohlehydratmolekülen. Hierzu zählen:

- Stärke (in Brot, Kartoffeln, Nudeln)
- Inulin, ein pflanzlicher Diätzucker (in Artischocke, Topinambur)

Die meisten Zwei- und Mehrfachzucker werden erst im Darm durch die Verdauungssäfte in Einfachzucker gespalten und danach ins Blut aufgenommen. Für den Diabetiker ist entscheidend, wie schnell dieser Prozess abläuft. Ernährungswissenschaftler benutzen als Maß für die Geschwindigkeit, mit der ein bestimmtes Kohlehydrat den Blutzucker hochschnellen lässt, den glykämischen Index. Am stärksten steigt der Blutzucker an, wenn man Traubenzucker (Glukose) oder normalen Haushaltszucker zu sich nimmt. Deshalb wurde der glykämische Index von Glukose als Maßstab für andere Kohlehydrate bei 100 Prozent festgesetzt. Einige Beispiele für das Maß des Blutzuckeranstiegs nach dem Essen, also den glykämischen Index, gibt die folgende Tabelle:

Bei der Aufnahme von Einfachzuckern steigt der Blutzuckerspiegel am schnellsten an.

Glykämischer Index verschiedener Kohlehydrate

Glukose	100 %	Vollkornbrot	42 %
Cola-Getränke	97 %	Äpfel	35 %
Weißbrot	73 %	Milch	29 %
Spaghetti	64 %	Schokolade	22 %
Kartoffeln	49 %	Erdnüsse	12 %

Allerdings darf man diesen isolierten Werten nicht zu viel Bedeutung beimessen, da die Aufnahme der Kohlehydrate auch von der Zusammensetzung der Mahlzeit abhängt. Insbesondere Fett verzögert die Aufnahme von Zucker ins Blut, deshalb erreicht Schokolade auch nur einen relativ niedrigen glykämischen Index, obwohl sie alles andere als gesund ist. Und schließlich isst kaum jemand eine Portion Spaghetti ohne Sauce oder eine Scheibe Brot ohne etwas darauf.

Achtung: Nahrungsmittel mit niedrigem glykämischem Index sind nicht immer auch gesund.

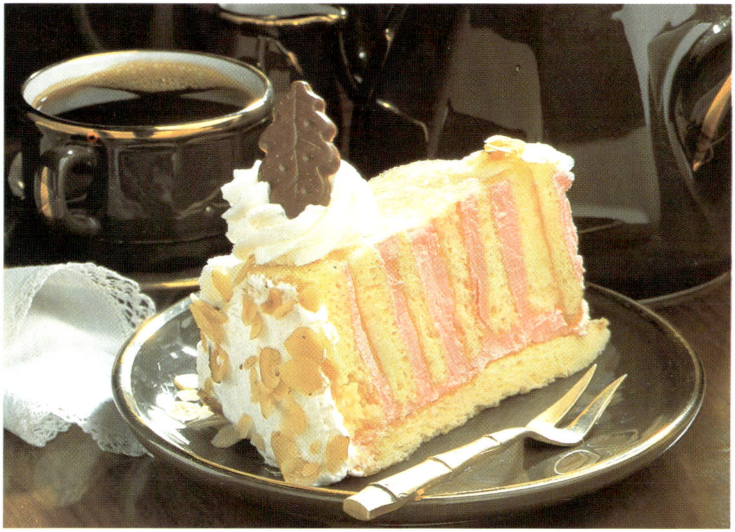

Zucker in reiner Form ist für Ihren Körper besonders ungünstig. Gehen Sie ab jetzt sehr behutsam damit um.

Alles ist erlaubt – in Maßen!

Eine der wesentlichen Neuerungen der von den Experten der Deutschen Diabetes Gesellschaft 1995 formulierten Ernährungsempfehlungen ist die Aufhebung des strikten Verbotes, Zucker in irgendeiner Form zu sich zu nehmen.

Diabetiker dürfen heute 10 Prozent ihrer Kohlehydrate in Form von Haushaltszucker genießen, besonders wenn dieser Zucker zusammen mit anderen Nährstoffen verzehrt wird. Zucker »allein« – also etwa als Zuckerstückchen in Tee oder Kaffee – stellt jedoch eine echte Gesundheitsgefahr dar. Dagegen darf sich ein Diabetiker ohne schlechtes Gewissen auch einmal ein Stück Kuchen gönnen. Aber Vorsicht: Dies ist für übergewichtige Diabetiker nur bedingt gültig, da sie in besonderem Maße zu einem starken Blutzuckeranstieg nach den Mahlzeiten neigen. Sie sollten Zucker lieber grundsätzlich durch Süßstoffe ersetzen und beim Kuchenbacken kalorienfreie Streusüße verwenden.

Süßstoffe wie Aspartam, Saccharin und Cyclamat haben keinerlei Auswirkungen auf den Blutzucker.

Außerdem gibt es von dieser Regel noch eine Ausnahme: Gesüßte Getränke wie Cola überfluten das Blut regelrecht mit Zucker, deshalb sollten sie weiterhin im Alltag gemieden werden. Sie sind dagegen sehr gut zur Behandlung einer Unterzuckerung geeignet.

Alkohol

Bier, süßer Wein und Likör treiben den Blutzucker schnell in die Höhe.

Wenn Sie auf ein Gläschen Bier oder Wein nicht verzichten möchten, sei Ihnen dies erlaubt. Allerdings sollte es bei einem oder zwei Gläsern pro Tag bleiben, die Sie immer zum Essen trinken sollten. Bedenken Sie aber auch den hohen Kaloriengehalt von alkoholischen Getränken, wenn Sie übergewichtig sind und Ihr Gewicht reduzieren wollen.

Wichtig im Kampf gegen Kalorien: Fette reduzieren

Leider ist der Fettgehalt in den Nahrungsmitteln nicht immer offensichtlich. So haben z. B. Wurst und Wurstwaren einen hohen Anteil an versteckten Fetten, Chips und Nüsse enthalten sehr viel Öl.

Fette machen zwar den Geschmack vieler Speisen aus, aber sie machen eben auch fett. Vor allem sollten sie nicht in den Mengen verzehrt werden, die in Deutschland noch immer üblich sind. Statt der empfohlenen 30 Prozent, mit denen Fette an der Deckung des Energiebedarfs beteiligt sein sollen, beträgt dieser Prozentsatz sowohl in der Normalbevölkerung als auch bei Diabetikern heute 40 Prozent und mehr.

30 Prozent Fett an den Gesamtkalorien hört sich zwar nach einer relativ großen Menge an, de facto ist das aber gar nicht viel, weil Fette etwa doppelt so viele Kalorien haben wie Kohlehydrate und Eiweiße! Ein Gramm Kohlehydrate oder Eiweiß hat 4,1 Kilokalorien, ein Gramm Fett hat dagegen 9,3 Kilokalorien.

Wer übergewichtig ist und/oder an einer Fettstoffwechselerkrankung leidet, sollte den Fettanteil an der Nahrung noch weiter senken, und zwar auf etwa 25 Prozent. Damit kann das Essen gerade noch schmackhaft zubereitet werden. Liegt der Fettanteil aber darunter, dann geht letztlich der Geschmack verloren.

Gesättigte und ungesättigte Fettsäuren

Etwas komplizierter wird dies, wenn man die neuen Empfehlungen über die Zusammensetzung der Fette betrachtet. Entgegen der früheren Ansicht, dass besonders mehrfach ungesättigte Fettsäuren gesundheitsfördernde Wirkungen haben, werden heute vor allem einfach ungesättigte Fette empfohlen. Das heißt aber nicht, dass man diese Fettarten ausschließlich verwenden soll. Stattdessen wird empfohlen, dass je ein Drittel der Nahrungsfette gesättigte, einfach und mehrfach ungesättigte Fette ausmachen sollen. Die meisten Öle enthalten eine Mischung aus einfachen und mehrfach ungesättigten Fettsäuren. Es enthalten besonders große Mengen an:

- Einfach ungesättigten Fettsäuren: Olivenöl, Rapsöl
- Mehrfach ungesättigten Fettsäuren: Sonnenblumenöl, Leinöl und Keimöl
- Gesättigten Fetten: Butter, Butterschmalz und Kokosfett

Olivenöl eignet sich gut zum Anrichten von Salaten, denn die Geschmacksstoffe der Pflanze bleiben aufgrund des schonenden Herstellungsverfahrens erhalten.

Achtung, versteckte Fette!

Nudeln und Kartoffeln machen nicht dick, wie man heute weiß. Die wahren Dickmacher sind die Fette in den dazugehörigen Saucen, im Bratfett und in der Butter. Hier können Sie viele Kalorien sparen, wenn Sie zu Diät- oder Halbfettbutter oder Margarine und fettarmer Milch greifen.

So genannte versteckte Fette, also nicht sichtbare, sind in großen Mengen in Wurst, Käse, Schokolade, Kuchen und Kartoffelchips enthalten (hier meist auch noch in Form von Cholesterin), aber auch in so gesunden Lebensmitteln wie Nüssen und Sonnenblumenkernen.

Neun Regeln

Bevor Sie jetzt anfangen, mühsam den Gehalt der Lebensmittel an verschiedenen Fettarten auszurechnen, halten Sie sich lieber an folgende einfache Regeln:

1 Gehen Sie mit den Fetten insgesamt eher sparsam um. Berechnet man nach der Prozentregel den Bedarf an Fetten für einen Menschen mit 60 Kilogramm Normalgewicht, dann benötigt er täglich nur rund 60 Gramm Fett. Selbst bei einer bewusst fettarmen Ernährung nimmt er davon bereits ein Drittel in Form »versteckter« Fette zu sich. Es bleiben also nur noch 40 Gramm »offener« Fette als Brotaufstrich, zum Kochen und Braten übrig.

Aufschnitt aus Putenfleisch ist die beste Alternative, da er besonders fettarm ist, d. h. er enthält 2 bis 15 Gramm Fett pro 100 Gramm.

2 Ziehen Sie flüssige Fette, also Öle, den festen, gehärteten Fetten zum Kochen und Braten vor. Flüssige Fette enthalten eine größere Menge der gesünderen ungesättigten Fettsäuren, während feste Fette vor allem aus gesättigten Fetten bestehen.

3 Überlegen Sie beim Einkaufen, wie Sie Fett und damit Kalorien einsparen können. In den Korb gehören: Käse mit 25 Prozent Fett in Trockenmasse, fettarme Milchprodukte, mageres Fleisch wie Pute und Huhn, Kochschinken ohne Fettrand, Geflügelaufschnitt, Corned Beef, Kalter Braten und magere Leberwurst.

4 Schneiden Sie Fettränder von Wurst und Fleisch grundsätzlich ab, bevor Sie sie zubereiten bzw. essen.

5 Schöpfen Sie die Fettschicht von fetten Saucen und Suppen vor dem Essen ab. Das geht ganz einfach, wenn Sie sie erst kalt werden lassen. Oder Sie benutzen eine fettsparende Sauciere dazu, die zwei Ausgießer besitzt. Wenn sie die Sauce mit dem tiefer liegenden Ausgießer auf die Teller geben, dann bleibt die Fettschicht in der Sauciere zurück.

6 Benutzen Sie beschichtete Pfannen zum Braten. Bereiten Sie Mahlzeiten so oft es geht mit dem Ton- bzw. Römertopf zu. Auch das Garen im Dampftopf spart Fett und schont Nährwerte!

7 Wenn Sie Gemüse in wenig Wasser dünsten oder dämpfen und es zum Schluss nur mit einer Messerspitze Butter

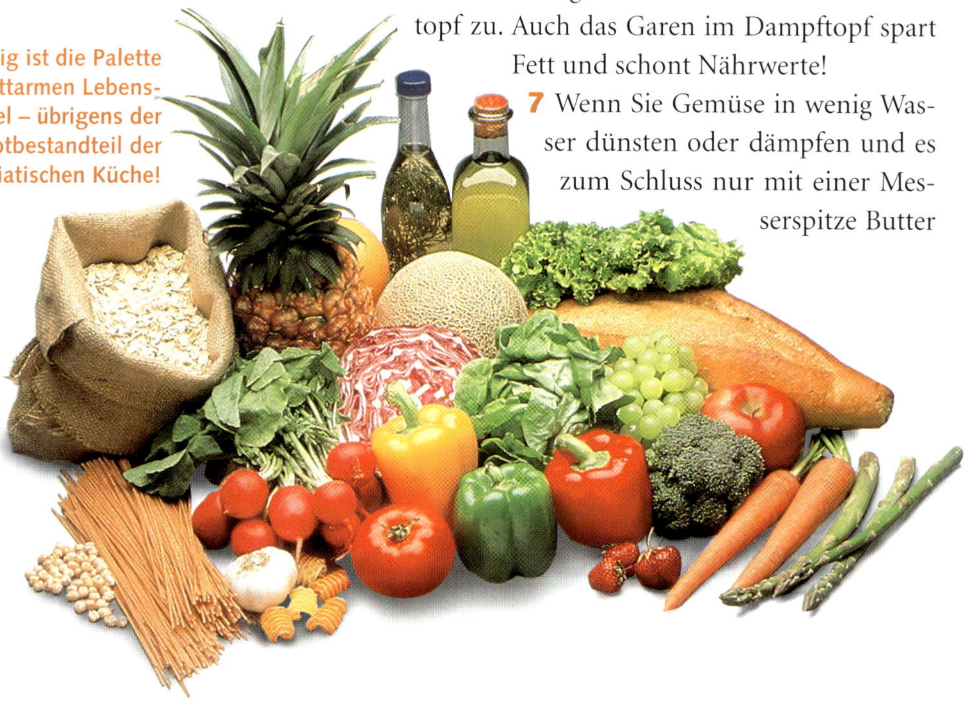

So üppig ist die Palette der fettarmen Lebensmittel – übrigens der Hauptbestandteil der asiatischen Küche!

abschmecken, sparen Sie nicht nur Fett, sondern es bleiben auch mehr Vitamine erhalten.

8 Servieren Sie nicht zu jedem Essen fette Saucen. Sie können eine Brühe auch einmal mit etwas Saucenbinder andicken und geben zum Schluss nur einen Löffel saure Sahne dazu. Frische Kräuter, exotische oder scharfe Gewürze sorgen ebenfalls für Abwechslung.

9 Richten Sie Salate nicht immer mit Essig und Öl an. Joghurt- oder Buttermilchsaucen sind eine leckere Alternative.

Bewusst genießen

Wenn Sie trotzdem einmal unbändigen Appetit auf Krabben in Mayonnaise, ein Stück Sahnetorte oder ein Rahmschnitzel mit Butternudeln haben, dann gönnen Sie sich diesen Genuss ohne schlechtes Gewissen. Essen Sie langsam und freuen Sie sich über den guten Geschmack. Sparen Sie die Kalorien und den hohen Fettgehalt dann bei einer anderen Speise ein, indem Sie z. B. bei der nächsten Mahlzeit einen bunten Salat mit Joghurtsoße essen. Aber Vorsicht, dies gilt nur für Diabetiker, die weder mit Tabletten noch mit einer konventionellen Insulintherapie behandelt werden. Letztere müssen sich stets daran halten, dem Körper immer eine gleich bleibende Menge an Kalorien, insbesondere auch an Kohlehydraten, zuzuführen (siehe Seite 72). Allerdings haben auch sie eine Möglichkeit, solche kleine Sünden wieder ein wenig auszugleichen, indem sie sich danach etwas mehr bewegen.

Auch das Genießen bei Gelegenheit will gelernt sein – es sollte kein heimliches Herunterschlingen sein, sondern ein Auskosten.

Eiweiße

10 bis 20 Prozent des täglichen Energiebedarfs sollen durch Eiweiße gedeckt werden. Ausnahme: Bei Diabetikern mit eingeschränkter Nierenfunktion sollte der Eiweißanteil an den Nahrungskalorien nicht mehr als zehn Prozent betragen. Ganz auf Eiweiß sollte allerdings niemand verzichten, da der Körper einige lebenswichtige Eiweißbausteine (Aminosäuren) nicht selbst herstellen kann und bei eiweißfreier Kost früher oder später in einen gefährlichen Mangelzustand gerät.

Für Diabetiker ist es unheilvoll, dass wir uns aus Gewohnheit noch immer so gehaltvoll ernähren wie die körperlich schwer arbeitenden Generationen vor uns.

Wichtige Eiweißspender sind Fisch, Hülsenfrüchte und Fleisch, wobei Sie hier darauf achten müssen, nicht gleichzeitig zu viel Kalorien und Cholesterin zu sich zu nehmen. Hier ist Puten- oder Hühnerfleisch und Seefisch die beste Wahl für Sie. Leider sind die meisten Fleisch- und Wurstsorten nicht nur prima Energielieferanten, was für frühere, schwer arbeitende Generationen wichtig war, sondern wahre Fett- und Cholesterinbomben.

Anwendung im Alltag

Damit Sie Ihren täglichen Speiseplan in Annäherung an diese Empfehlungen gestalten können, sollten Sie in einem Rechenbeispiel zunächst Ihr Normalgewicht sowie Ihren Kalorienbedarf ermitteln (Sie erinnern sich an unser Beispiel von Seite 43) und dann die Menge an Kohlehydraten, Fetten und Eiweißen bestimmen, die Sie zu sich nehmen dürfen.

Berechnung des persönlichen Bedarfs

Die Empfehlung für die ideale Zusammensetzung der täglichen Nahrung lautete: 50 (bis 60) Prozent Kohlehydrate, 30 Prozent Fett, (10 bis)20 Prozent Eiweiß.

Machen Sie sich die Gewichtung der Nährwerte, wie sie idealerweise verteilt sein sollen, bitte zur Faustformel, nach der Sie Ihren täglichen Speiseplan gestalten.

Beispiel: Für den Testpatienten wurde ein Tagesbedarf von 2080 **Kilokalorien** errechnet. Er benötigt also (2080 geteilt durch 100 mal 30 =) 624 Fettkalorien täglich. Da ein Gramm Fett zirka 10 Kilokalorien hat, darf diese Person etwas mehr als 60 Gramm **Fett** pro Tag zu sich nehmen. An sichtbaren Fetten sind das höchstens 40 Gramm …

Für **Eiweiß** errechnen sich bei einem 20-prozentigen Anteil an der Energiezufuhr 416 Kalorien pro Tag, was bei einem Energiegehalt von vier Kilokalorien pro Gramm 100 Gramm Eiweiß bedeutet. Ein Hühnerei enthält z. B. sechs Gramm Eiweiß; 50 Gramm Goudakäse:13 Gramm, 200 Gramm Schellfisch: 36 Gramm und 200 Gramm Hühnerbrust: 44 Gramm.

Theoretisch sollte die Hälfte der Nahrung aus **Kohlehydraten** bestehen, in unserem Beispiel also 1040 Kilokalorien, was bei einem Energiegehalt von vier Kilokalorien pro Gramm 260

Gramm ausmacht. Diese Mengenangabe ist Grundlage zur Berechnung der verzehrten Menge an Brot, Nudeln, Reis oder Kartoffeln.

So viel Gramm pro Tag sind erlaubt:

Persönlicher Kalorienbedarf geteilt durch 100 (Prozent) mal 30 (bzw. 20 und 50 Prozent) ergibt den Anteil der Kilokalorien für Fette (bzw. Eiweiß/Kohlehydrate). Diese Zahl durch 10 (bzw. 4) teilen.

Eine Portion Kartoffeln (à 250 Gramm) enthält zum Beispiel 38,5 Gramm Kohlehydrate, eine 60-Gramm-Scheibe Vollkornbrot 24 Gramm und eine 10-Gramm-Scheibe Knäckebrot 6 Gramm. Wenn Sie es ganz genau ausrechnen wollen, müssen Sie für jedes Nahrungsmittel Nährwert- und Kalorientabellen zu Rate ziehen. Für den täglichen Gebrauch reicht es jedoch völlig aus, wenn Sie die Menge an Fett und Eiweiß für Ihren persönlichen Bedarf ausrechnen. An Kohlehydraten können Sie sich hingegen satt essen, ohne die genauen Mengen berechnen zu müssen.

Ein wichtiges Hilfsmittel für Diabetiker sind die kleinen, im Buchhandel erhältlichen Tabellen, in denen die Nährwerte eines jeden Lebensmittels übersichtlich dargestellt sind.

Die neue Küche

Frühstück Wählen Sie ungesüßte Müslis oder Getreidesorten aus dem Reformhaus, um Ihre eigenen Müslis zusammenzustellen. Nüsse und Rosinen geben viel Aroma, sollten aber wegen der Kalorien sparsam verwendet werden. Besonders günstig sind Haferflocken und Haferkleie, letztere kann vielen Speisen beigemischt werden und liefert wertvolle Ballaststoffe.

Milchprodukte Nehmen Sie fettarme Milchsorten, auch zum Trinken, und Buttermilch. Magerquark und fettarme Käsesorten sind die richtige Wahl als Brotaufstrich oder für die Zwischenmahlzeit.

Suppen Leichte Suppen sind wunderbare Zwischenmahlzeiten im Winter. Verwenden Sie Gemüse- statt Fleischbrühe, um Fett

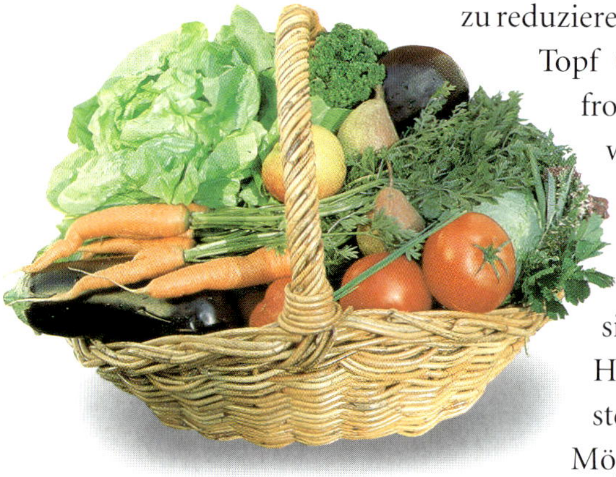

zu reduzieren. Um Zeit zu sparen, kann ein großer Topf Gemüsesuppe portionsweise eingefroren und bei Bedarf schnell erwärmt werden.

Gemüse Gemüse ist das Rückgrat der gesunden Ernährung und sollte jeden Tag gegessen werden. Günstig sind Kohlsorten, Möhren, Sellerie, Hülsenfrüchte und frische Pilze. Dünsten oder dämpfen Sie Gemüse nach Möglichkeit schonend, um Vitamine zu erhalten. Ein einfacher Topfeinsatz hilft dabei. Wenn Sie Probleme mit der Verdauung haben, sollten Sie Kohl und vor allem Hülsenfrüchte gut weich kochen und eventuell durch ein Sieb passieren. Eine etwas exotische, aber sehr leckere Variante sind gekeimte Mungo- und Sojabohnen, die man roh, im Salat oder in einer selbstgemachten »Chinapfanne« verwenden kann. Lassen Sie sich im Reformhaus beraten, wie Sie die Hülsenfrüchte keimen lassen können.

Gemüse hat den höchsten Anteil der für Ihre Ernährung wichtigen Ballaststoffe.

Salate Salate und Rohkost können Sie nach Herzenslust essen. Es muss nicht immer der klassische grüne Salat sein: Probieren Sie einmal Kohlrabi oder Weißkohl, roh geraspelt, mit einer leichten Joghurtsauce. Schneiden Sie feine Fenchelstreifen in den gemischten Salat, er ist besonders reich an »Gefäß«-Vitamin E, an Kalzium, Magnesium und Eisen. Experimentieren Sie, was die Salatsauce angeht und vermeiden Sie auch hier Fertigprodukte. Frische oder tiefgekühlte Kräuter und ein guter Essig, vielleicht ein Schuss flüssiger Süßstoff für alle, die es süßer mögen, runden das Aroma ab. Mit Öl sollten Sie zwar geizen (ein Esslöffel hat ca. 130 Kilokalorien), aber nicht bei seiner Anschaffung: Ein gutes Olivenöl, Rapsöl oder Haselnussöl liefert unverzichtbaren Geschmack und wichtige einfach ungesättigte Fettsäuren.

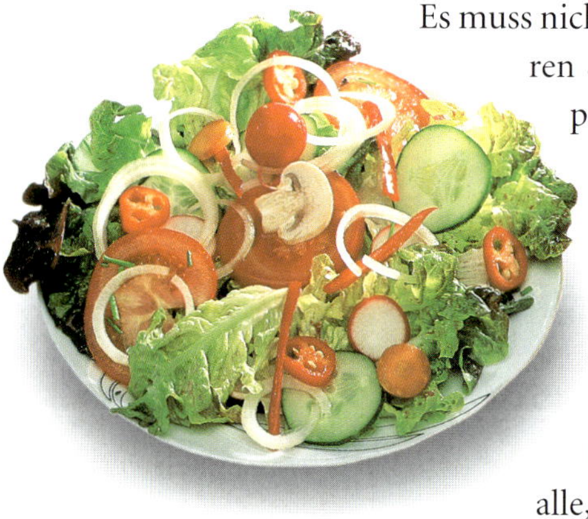

Kein Limit bei Salaten! Nur beim Dressing ist Vorsicht geboten.

Nudeln, Reis und Kartoffeln Neben dem Gemüse stellt diese sattmachende Nahrungsgruppe die Basis der Ernährung dar. Zu beachten ist hier nach den neuen Ernährungsrichtlinien weniger die Menge als die Zubereitungsart, damit aus der kalorienarmen Kartoffel (100 Gramm haben 70 Kilokalorien) keine Fettbombe wird. Wieder gilt die Formel: Möglichst naturbelassene Produkte verwenden – so schonend wie möglich garen – nicht in einer fetten Sauce ertränken.

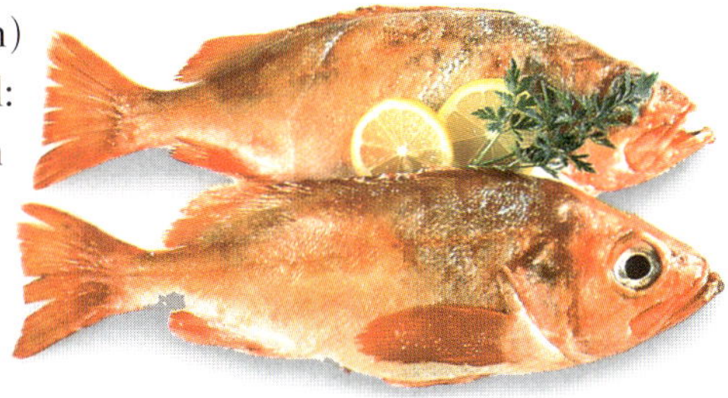

Fisch und Fleisch Von ihrer Fett-Eiweiß-Zusammensetzung her günstig für Diabetiker, wenn auch nicht kalorienarm, sind Makrele und Hering. Auch andere Seefische sind eine gute Eiweißquelle. Essen Sie lieber gegrillten oder gebratenen Fisch und verzichten Sie auf Geräuchertes. Beim Fleisch sollten Sie mit Bedacht auswählen: Pute, Huhn, Wild und Kaninchen sind die besten Sorten für Sie.

Fisch und Obst nicht wahllos kaufen! Meiden Sie süße Obstsorten und Fisch mit hohem Fettgehalt.

Obst und Kompott Je süßer eine Obstsorte, desto mehr Kohlehydrate und desto mehr Kilokalorien enthält sie auch in der Regel: Weintrauben, Bananen, Litschis, Mangos, Nektarinen, Kirschen und Pflaumen gehören zu dieser Kategorie. Am kalorienärmsten sind dagegen Orangen, Grapefruits, Birnen und Äpfel. Wenn Sie gerne Kompott mögen, süßen Sie am besten mit flüssigem Süßstoff nach, und verwenden Sie Milchzucker und Pektin zum Gelieren.

Je niedriger der Fruchtzuckergehalt, desto günstiger: Greifen Sie zu Orangen, Grapefruits, Birnen und Äpfeln.

Extras Wer kann schon nach einer Handvoll Kartoffelchips, einem halben Dutzend Gummibärchen oder zwei Stück Schokolade aufhören? Wenn Sie das können: Glückwunsch. Wenn nicht, sollten Sie um die entsprechenden Regale im Supermarkt besser einen großen Bogen machen. Ein einfacher Trick ist es, Süßigkeiten und Salzgebäck nicht selbst im Haus zu haben – dann ist es nicht so tragisch, wenn Sie bei Freunden oder auf einer Einladung einmal »sündigen«.

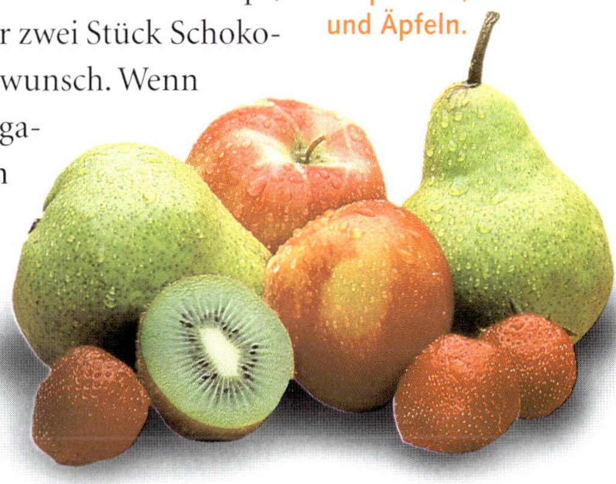

Medikamentöse und weitere Behandlungsformen

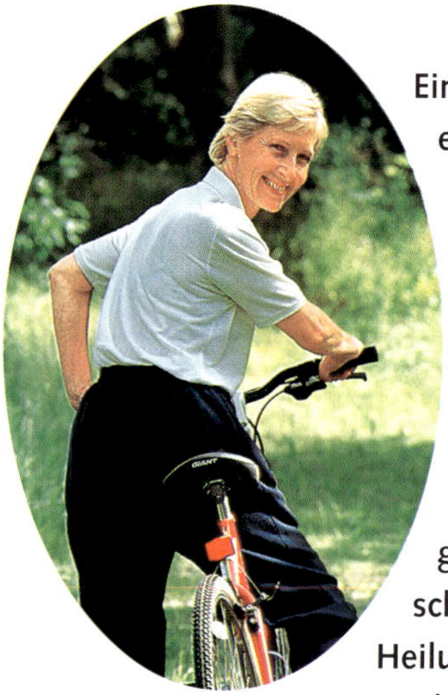

Zur Therapie bei Diabetes gehören außer einer gesunden Lebensweise auch Medikamente.

Ein Vorteil der Medikamente, die heute in der Anfangsphase eines Typ-II-Diabetes mellitus eingesetzt werden, ist ihre sehr gute Verträglichkeit. Der Nachteil ist, dass man durch die Einnahme von Tabletten leicht dazu verführt wird, die Verantwortung für die Behandlung abzugeben. Vergessen Sie aber nie, dass Sie Ihre Blutzuckerwerte mit bewusster Ernährung und Bewegung sehr positiv beeinflussen können. Selbst wenn Sie Insulin spritzen müssen, weil Ihre Bauchspeicheldrüse die Insulinproduktion weitgehend eingestellt hat, werden diese natürlichen Maßnahmen entscheidend zu Ihrer Gesunderhaltung beitragen. Eine echte Heilung der Zuckerkrankheit kann leider kein Medikament versprechen – genauso wenig wie die alternativen Maßnahmen, über die Sie am Ende dieses Kapitels informiert werden.

Medikamentöse Stufentherapie des Typ-II-Diabetes

Optimales Einstellen des Blutzuckers heißt, ihn weitgehend zwischen den natürlichen Grenzwerten auszubalancieren.

Medikamente helfen Ihnen dabei, den erhöhten Blutzucker auf weitgehend normale Werte zu senken, ihn optimal »einzustellen«, wie die Mediziner es nennen. Dies ist eine wichtige Voraussetzung dafür, dass Sie trotz des Typ-II-Diabetes lange gesund und fit bleiben, sich wohl fühlen und schwere Folgeerkrankungen der Blutgefäße weitgehend vermeiden können.

Der Typ-II-Diabetes ist kein starrer, unbeweglicher Zustand, der, einmal eingetreten, immer so verbleibt. Stattdessen unterliegt diese Krankheit einem ständigen Wandel. Das liegt daran, dass beim Typ-II-Diabetiker zu Beginn der Krankheit und meist schon

Jahre zuvor das Zuviel an Blutzucker durch eine Überproduktion an Insulin bekämpft wird. Erst danach kommt es ganz langsam zu einer immer geringeren Insulinproduktion, die sich schließlich eines Tages erschöpfen kann (siehe Seite 12). Das bedeutet, dass die Behandlung des Typ-II-Diabetes dieser Entwicklung angepasst werden muss. Kaum ein Diabetiker erhält nach zehn Jahren noch die gleiche Therapie wie zu ihrem Beginn. Deshalb müssen die Veränderungen im Körper auch so oft und konsequent kontrolliert werden. Schließlich muss der Arzt erkennen, wann die Überproduktion von Insulin in eine Unterproduktion mündet, und dies durch eine Änderung der Therapie ausgleichen.

Glücklicherweise gibt es für jedes Stadium der Zuckerkrankheit eine geeignete Therapieform.

Mit welchen Maßnahmen die Diabetes-Behandlung begonnen wird, hängt auch von dem Stadium ab, in dem die Krankheit bei Ihnen entdeckt wurde. So kann es sein, dass Ihnen eine Gewichtsabnahme und Ernährungsumstellung zunächst völlig reichen. Sind jedoch schon Folgeschäden eingetreten, oder wurde die Zuckerkrankheit erst im Stadium eines Insulinmangels entdeckt, benötigen Sie von Anfang an Medikamente oder Insulin. Wir können die Stufentherapie des Typ-II-Diabetes in fünf Schritten darstellen. Erst wenn die vorhergehenden Maßnahmen allein nicht mehr ausreichen, kommt die nächste hinzu:

1. Ernährungsumstellung, Gewichtsabnahme und viel Bewegung (siehe vorhergehendes Kapitel)
2. Einnahme von Acarbose
3. Einnahme von Metformin
4. Einnahme von Sulfonylharnstoffen
5. Spritzen von Insulin

Erst wenn Ernährungsumstellung, Gewichtsreduktion in Kombination mit mehr Bewegung und orale Antidiabetika ohne Erfolg bleiben, sollte zum Spritzen von Insulin übergegangen werden.

Acarbose

In der Frühphase des Typ-II-Diabetes mit nur mäßig erhöhten Blutzuckerwerten kann man versuchen, die Aufnahme des Zuckers aus dem Darm zu verlangsamen. Das Mittel Acarbose (Glucobay®) verzögert die Zerkleinerung von Kohlehydraten, die aus vielen Molekülen zusammengesetzt sind, zu dem Einfachzucker Glukose (siehe Seite 51). Dadurch steigt der Blutzucker

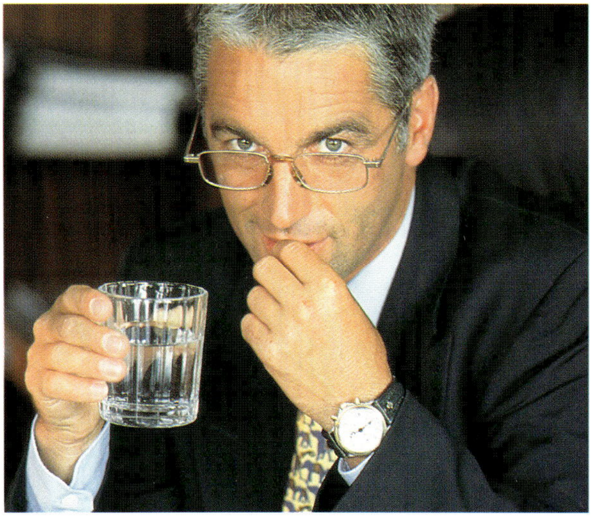

Der richtige Umgang mit den blutzuckersenkenden oder die Insulinproduktion anregenden Medikamenten will gelernt sein.

nach dem Essen nicht so stark an, gleichzeitig schüttet die Bauchspeicheldrüse weniger Insulin aus. Der HbA1-Wert, das Maß für die Blutzuckereinstellung in den vorangehenden sechs bis acht Wochen, lässt sich mit diesem Medikament um maximal ein Prozent senken. Der Effekt ist also nicht sehr stark, weshalb man Acarbose vielfach mit anderen Medikamenten kombiniert.

Acarbose wird **während** der Hauptmahlzeiten, morgens, mittags und abends eingenommen. Man beginnt die Acarbose-Behandlung mit der niedrigsten Dosis, nämlich zwei- bis dreimal 50 Milligramm. Auch unter dieser niedrigen Dosis können als lästige, aber ungefährliche Nebenwirkung Blähungen auftreten, die wenig später meist wieder verschwinden. Dann kann die Dosis auf dreimal 100 Milligramm (bis maximal dreimal 200 Milligramm) gesteigert werden.

Der Vorteil von Acarbose ist, dass es alleine keine Unterzuckerungszustände auslöst. Wenn es jedoch zusammen mit Sulfonylharnstoffen oder Insulin genommen wird, kann es zu Anzeichen einer Unterzuckerung kommen. Ein Stück Brot hilft in diesem Fall nicht, denn bei Einnahme von Acarbose können Kohlehydrate, die aus mehreren Molekülen bestehen, wie z.B. Brot, Nudeln oder Reis, nicht schnell genug ins Blut aufgenommen werden. Bekämpfen Sie daher, wenn Sie mit Acarbose behandelt werden, eine drohende Unterzuckerung mit schnell wirksamem Traubenzucker.

Einfachzucker oder schnell wirksame Kohlehydrate, wie sie in Cola enthalten sind, helfen bei akuter Unterzuckerung.

Metformin

Reicht die Behandlung mit Acarbose nicht aus, um einen leicht bis mäßig erhöhten Blutzucker befriedigend zu senken, dann gibt der Arzt das Mittel Metformin dazu (z.B. Glucophage®, Mescorit®,

Siofor®), sofern Sie nicht unter Krankheiten leiden, bei denen die Inhaltsstoffe Nebenwirkungen auslösen könnten.
Metformin hat mehrere positive Wirkungen:

- Es verzögert die Aufnahme von Glukose aus dem Verdauungstrakt.
- Es hemmt den Abbau des Speicherzuckers in der Leber.
- Es hilft dem Blutzucker, auch ohne Insulin in die Muskelzellen zu gelangen, wo er zur Herstellung energiereicher Moleküle verbrannt wird.
- Es vermindert den Appetit.

Die Behandlung mit Metformin beginnt man mit der kleinsten Dosis von 500 Milligramm ein- bis dreimal täglich, die dann auf dreimal 850 Milligramm gesteigert werden kann. Die Höchstdosis liegt bei dreimal 1000 Milligramm. Metformin wird morgens, mittags und abends **nach** den Hauptmahlzeiten eingenommen.
Auf keinen Fall dürfen Menschen mit Metformin behandelt werden, die an einer Einschränkung der Nieren- oder Leberfunktion oder an einer schweren Herz-Kreislauf-Erkrankung, insbesondere einer Herzschwäche, leiden. Auch bei chronischen Lungenkrankheiten sowie vor und nach Operationen darf Metformin nicht eingesetzt werden. Bei akuten Krankheiten, wie z. B. einem schweren grippalen Infekt, und bei einer Kalorienzufuhr von weniger als 1000 Kilokalorien täglich muss Metformin abgesetzt werden.

Bei vorgeschädigter Leber, Nierenschäden und chronischen Herz- und Lungenkrankheiten muss eine Alternativbehandlung gefunden werden.

Sulfonylharnstoffe

Sulfonylharnstoffe regen die Bauchspeicheldrüse dazu an, mehr Insulin auszuschütten. Deshalb sollten diese Mittel wirklich nur dann zum Einsatz kommen, wenn die Insulinproduktion und -ausschüttung im Laufe des Typ-II-Diabetes langsam nachgelassen hat.
Der Arzt beginnt die Behandlung vorsichtig mit einer Tablette morgens. Da die Wirkung der ersten Behandlung oft verspätet einsetzt, muss in den folgenden Tagen der Blutzucker mindestens einmal täglich, und zwar etwa zwei Stunden nach dem Frühstück,

kontrolliert werden. Reicht diese Dosis nicht aus, um den Blutzucker auf weitgehend normale Werte zu senken, wird sie langsam weiter gesteigert. Die Höchstdosis beim häufig eingesetzten Glibenclamid beträgt zwei Tabletten morgens und eine Tablette abends, 30 Minuten **vor** dem Essen eingenommen.

Ernährung bei medikamentöser Therapie

Mit etwas Übung gewöhnt man sich an einige Varianten z. B. beim Frühstücksmüsli, mit denen man immer auf die gleiche Menge an verzehrten Kohlehydraten kommt.

Werden Sie mit Sulfonylharnstoffen behandelt, müssen Sie sich an einen relativ genauen Tagesablauf halten, was Ihre Essenszeiten angeht. Das gleiche gilt übrigens, wenn Sie zusätzlich zu Ihrer medikamentösen Behandlung Insulin spritzen. Eine halbe Stunde nach der Medikamenteneinnahme bzw. Insulinspritze müssen Sie etwas essen, sonst droht eine Unterzuckerung. Vergessen Sie nicht, auch Zwischenmahlzeiten einzuplanen, da sonst zwischen Frühstück, Mittagessen und Abendbrot der Zucker auf zu niedrige Werte absinken könnte.

Was generell zu beachten ist

Die geplante Mahlzeit dürfen Sie nach der Tabletteneinnahme keinesfalls verschieben oder gar ganz ausfallen lassen. Im Rahmen einer solchen Behandlung sollten Ihre Mahlzeiten immer die gleiche Menge an Kohlehydraten enthalten und in etwa zur gleichen Zeit verzehrt werden.

Unterzuckerung vermeiden

Während einer Gewichtsreduktion kann eine niedrigere Dosierung Ihrer Medikamente notwendig sein.

Sulfonylharnstoffe können, da sie den Blutzucker senken, zu einer Unterzuckerung führen. Nehmen Sie bei den ersten Anzeichen eines Unterzuckers einige Traubenzuckertabletten ein, und essen Sie im Anschluss daran eine kohlehydratreiche Mahlzeit. Notieren Sie jede Unterzuckerung in Ihrem Diabetiker-Tagebuch.

Wenn Sie abnehmen, kann die Dosis der Medikamente, die Sie einnehmen, zu hoch sein, und Sie können deshalb in eine Unterzuckerung hineingeraten. Teilen Sie deshalb jede Gewichtsabnahme – auch, wenn es sich nur um ein Kilo handelt – Ihrem Arzt mit. Messen Sie Ihren Blutzucker generell häufiger, wenn Sie weniger als gewohnt essen. Das gilt auch dann, wenn Sie aufgrund einer Darmgrippe oder Magenbeschwerden keinen Appetit verspüren.

Wechselwirkungen und Nebenwirkungen

Informieren Sie Ihren Hausarzt über alle Medikamente, die Sie z. B. vom Orthopäden zusätzlich verordnet bekommen. Einige Arzneimittel verstärken nämlich die Wirkung der Sulfonylharnstoffe, andere wiederum schwächen sie ab.

Ähnlich wie Metformin dürfen Sie Sulfonylharnstoffe nicht einnehmen, wenn Sie unter einer eingeschränkten Nieren- oder Leberfunktion leiden. Wenn Sie schwanger sind bzw. die Familienplanung noch nicht abgeschlossen haben, sind diese Mittel für Sie ebenfalls ungeeignet.

Auch bei Menschen mit koronarer Herzkrankheit oder Herzschwäche können Sulfonylharnstoffe möglicherweise zu nachteiligen Wirkungen führen. Keinen negativen Einfluss auf das Herz, dafür aber eine Reihe weiterer Vorteile soll das relativ neue Mittel Glimepirid (Amaryl®) haben, das ebenfalls zu den Sulfonylharnstoffen zählt. Es wird nur einmal am Tag, morgens unmittelbar vor dem Frühstück eingenommen.

Die Palette an Medikamenten wird dank intensiver Forschung ständig größer und wird sicher in Zukunft viele der jetzt noch geltenden Einschränkungen aufheben.

Nachlassen der Wirkung

Da die Insulinproduktion im Laufe der Jahre immer mehr zurückgeht, lässt auch die Wirkung der Sulfonylharnstoffe eines Tages nach – und zwar im Durchschnitt nach zehn Jahren. Zermartern Sie sich nicht den Kopf, welche Diätsünde, welche seelische Belastung oder welche vielleicht noch unentdeckte Krankheit daran Schuld sein könnte, dass Ihr Zucker nach vielen Jahren guter Einstellung nun einfach nicht mehr auf die Behandlung mit Sulfonylharnstoffen anspricht. Dies ist ein ganz natürliches Phänomen, das manchmal auch schon nach fünf oder weniger Jahren auftreten kann. Jetzt müssen Sie die Behandlung zwangsläufig mit Insulin kombinieren oder ganz auf Insulin umsteigen.

Insulintherapie

Für seine lebensrettende Entdeckung des Insulins wurde Banting 1923 der Nobelpreis für Medizin verliehen.

Führen alle bereits genannten Maßnahmen und die Behandlung mit Medikamenten nicht zum Ziel einer optimalen Einstellung der Blutzuckerwerte, sollten Sie sich in Absprache mit Ihrem Arzt für eine Insulintherapie entscheiden. Scheuen Sie sich nicht vor den notwendigen Änderungen Ihrer Behandlung. Bleiben Sie auch einer Insulinbehandlung gegenüber immer offen.

Zur Entwicklung des Humaninsulins

So lästig uns heute das Spritzen von Insulin erscheinen mag – in früheren Zeiten bedeutete das Nachlassen oder Versiegen der Insulinproduktion in der Bauchspeicheldrüse (siehe Seite 12) das Todesurteil für Diabetiker.

1921 konnten Sir Frederick Grant Banting und seine Mitarbeiter im kanadischen Toronto erstmals Insulin aus der Bauchspeicheldrüse isolieren und einem Hund spritzen. In diesem Experiment bewies Banting, dass körperfremdes Insulin zur Senkung des Blutzuckers herangezogen werden kann. Ein Jahr später wurde der erste Diabetiker mit einem Insulin behandelt, das man vorwiegend aus den Bauchspeicheldrüsen von Rindern und Schweinen gewann. Langfristig gab es Probleme mit dieser Therapieform, da der Körper Abwehrstoffe gegen das tierische Insulin entwickelte. Das Schweine-Insulin unterscheidet sich aber lediglich in einer einzigen Aminosäure vom menschlichen.

Die Medizin hält heute ein Angebot bereit, das es ermöglicht, die Behandlung exakt auf jeden Einzelfall abzustimmen.

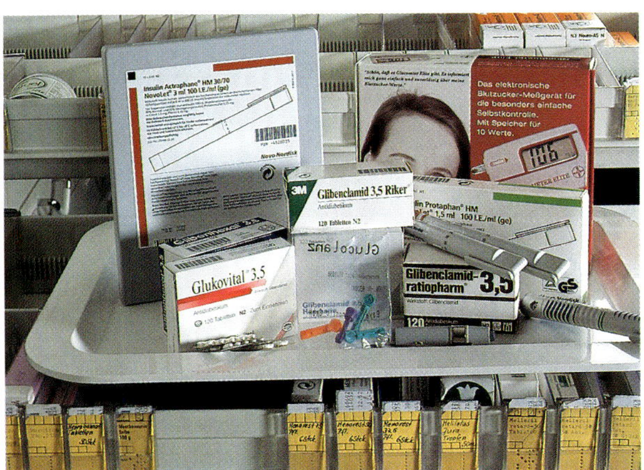

1976 gelang es erstmals, diese Aminosäure auf biochemischem Wege auszutauschen. So konnte man ein Humaninsulin künstlich erzeugen. Seit 1979 wird dieses Insulin auf synthetischem Weg mithilfe gentechnisch veränderter Kolibakterien hergestellt.

Vom Umgang mit Insulin

Insulinfläschchen müssen kühl, aber nicht zu kalt gelagert werden, am besten eignet sich dafür das Gemüsefach im Kühlschrank. Versehentlich eingefrorenes Insulin darf nicht mehr angewendet werden. Angebrochene Fläschchen werden bei Zimmertemperatur aufbewahrt und sind dann bis zu sechs Wochen lang haltbar. Wenn Sie verreisen, müssen Sie das Insulin vor zu großer Kälte ebenso wie vor zu großer Hitze schützen. Lassen Sie es also nicht im heißen Handschuhfach des Autos oder im sonnenbeschienenen Kofferraum liegen. Im Flugzeug darf das Insulin nicht im Frachtraum transportiert werden – hier kann es sehr kalt werden –, sondern es gehört ins Handgepäck.

Aufziehen und Spritzen

Insulin muss direkt in das Gewebe gepritzt werden; würde es als Tablette geschluckt, hätten es die Mägensäfte schnell zersetzt.

Es fällt sicher niemandem leicht, sich selbst Spritzen zu geben. Daher ist es auch so wichtig, dass Sie im Rahmen der Behandlungsplanung als erstes eine Schulung mitmachen (siehe Seite 39), bei der man Ihnen die Handhabung der Spritzen genauestens erklärt.

Ziehen Sie zunächst die Menge Luft in die Spritze, die Sie später in Form von Insulin benötigen. Desinfizieren Sie den Gummipfropfen der Insulinflasche mit Alkohol und spritzen Sie die Luft von oben in die Flasche. Drehen Sie dann die Flasche mit der Spritze um, und ziehen Sie etwas mehr Insulin in die Spritze als Sie brauchen. Drücken Sie eventuelle Luftbläschen und das Zuviel an Insulin zurück in das Fläschchen.

Müssen Sie ein Langzeitinsulin und ein kurz wirksames Normalinsulin selbst mischen, ziehen Sie zuerst das klare Normalinsulin auf (bei Trübung nicht mehr verwenden). Das Langzeitinsulin wird dagegen manchmal trüb, weil sich der Verzögerungswirkstoff vom Insulin absetzt. Rollen Sie das Fläschchen vor dem Aufziehen in den Händen, bis sich die beiden Substanzen wieder miteinander vermischt haben. Schütteln Sie es aber nicht, weil sich sonst Bläschen bilden, die ein korrektes Abmessen der Insulindosis unmöglich machen.

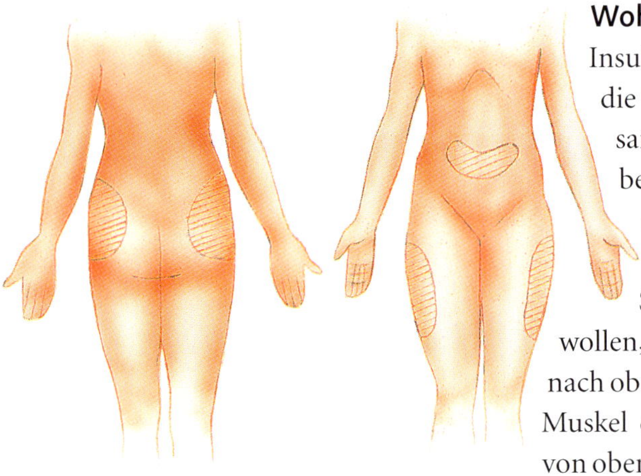

Verteilen Sie die Einstichstellen gezielt auf dem Körper – am besten wochenweise.

Wohin spritzen?

Insulin wird ins Fettgewebe unter die Haut gespritzt, von wo aus es langsam in den Blutkreislauf gelangt. Am besten eignet sich dazu das Unterhautfettgewebe von Bauch, Gesäß und Oberschenkeln. Drücken Sie an der Stelle, an der Sie das Insulin spritzen wollen, mit einer Hand eine Haut-Fett-Falte nach oben, damit Sie nicht versehentlich den Muskel erwischen. Spritzen Sie das Insulin von oben in diese Fettfalte. Eine Desinfektion der Haut ist unter normalen hygienischen Verhältnissen nicht erforderlich, allerdings sollten Sie sich vorher die Hände waschen. Machen Sie sich einen Plan, wie Sie die Einstichstellen am besten verteilen, damit Sie nicht ein Gebiet zu sehr beanspruchen. Das Schema könnte z.B. bei zweimaligem Spritzen am Tag an den Oberschenkeln so aussehen:

Ihr persönliches Schema erstellen Sie nach der Häufigkeit, mit der Sie täglich spritzen müssen. Verlagern Sie die Einstiche wochenweise um ein paar Zentimeter.

	Linkes Bein/morgens	Rechtes Bein/abends
Montag	❑	❑
Dienstag	❑	❑
Mittwoch	❑	❑
Donnerstag	❑	❑
Freitag	❑	❑
Samstag	❑	❑
Sonntag	❑	❑

Spritzen mit dem PEN

Einfacher lässt sich das Insulin mit einem so genannten PEN spritzen, der seinen Namen von seiner Ähnlichkeit mit einem Füllfederhalter (englisch: pen) hat. Die Insulinbehandlung mit einem PEN eignet sich besonders für ältere Menschen, Sehbehinderte und für die intensivierte Insulintherapie (siehe Seite 73). Dabei ruft man durch einen einfachen Handgriff die jeweils benötigte Menge Insulin aus der Ampulle im PEN ab. Die Nadel im PEN kann mehrfach verwendet werden, bis sie stumpfer wird und der Einstich schmerzhaft ist. Spätestens aber mit dem Einlegen einer neuen Ampulle muss auch die Nadel gewechselt werden.

Bedenken Sie, dass die Ampullen für den PEN Insulin in einer 2,5fach höheren Konzentration enthalten als das Insulin, das man in eine Spritze aufziehen muss. Falls Sie verschiedene Ampullen Insulin zu Hause haben, verwechseln Sie die Ampullen nicht! Es können schwere Unterzuckerungen auftreten, umgekehrt aber kann der Blutzucker auch stark ansteigen.

Noch einfacher ist die Insulinbehandlung mit Fertigspritzen, welche es zusammen mit den meisten gebräuchlichen Insulinen gibt. Hier entfällt das Austauschen von Nadeln und Ampullen. Lediglich die leeren Spritzen müssen an die Herstellerfirma zurückgesandt werden.

Am einfachsten ist die Bedienung der Fertigspritzen, bei denen das Hantieren mit Fläschchen und das Mischen entfallen.

Zur Umstellung ins Krankenhaus?

Wenn Sie jahrelang nur mit Tabletten behandelt wurden und nun zusätzlich Insulin spritzen sollen, können Sie diese Umstellung natürlich ambulant, also in der Arztpraxis Ihres Vertrauens durchführen. Ihr Arzt oder seine Helfer müssen Sie dabei genauestens über alle Einzelheiten der Insulintherapie, über Ihre persönlichen Risiken, die Dosierung und die Zusammenhänge mit Ihrem Kostplan informieren. Sie sollten unter Aufsicht ausprobieren können, wie Sie am besten spritzen, und bei drohender Über- oder Unterzuckerung rasch Hilfe bekommen. Wichtig wäre auch, dass Sie jetzt (noch einmal) eine Schulung mitmachen. Ist diese Art von Rundum-Betreuung in Ihrer Nähe nur in einer Klinik gegeben, dann sollten Sie sich für eine Insulineinstellung im Krankenhaus entscheiden.

Kombinierte Therapie mit Medikamenten und Insulin

Solange die Bauchspeicheldrüse noch nicht ganz aufgehört hat, körpereigenes Insulin zu produzieren, kann diese Kombinationstherapie angeraten sein. Sie nehmen die Sulfonylharnstoffe weiterhin ein, spritzen aber am Morgen zusätzlich ein Insulin, das relativ lang wirksam ist.

Das Intermediärinsulin wirkt ausgleichend bei einer schwächer gewordenen körpereigenen Insulinproduktion.

Beginnen Sie die zusätzliche Insulinbehandlung mit sehr niedrigen Dosen, und zwar zunächst mit vier oder sechs Einheiten eines so genannten Intermediärinsulins. Danach müssen Sie einige Tage lang den Zucker häufiger testen, und zwar mindestens morgens nüchtern und ein bis zwei Stunden nach den Mahlzeiten. Bleibt der Zucker zu hoch, steigern Sie die Dosis um zwei bis höchstens vier Einheiten, und messen Sie wieder mehrmals täglich. Stellt sich dabei heraus, dass vor allem der Nüchternblutzucker stark erhöht ist, während der Zucker am Tag relativ stabil ist, dann können Sie das lang wirkende Insulin auch abends statt morgens spritzen, und zwar gleichzeitig mit der Einnahme der Tabletten oder vor dem Zubettgehen gegen 22 Uhr.

Meist reichen 6 bis 18 Einheiten zusätzlich zu den Medikamenten aus, um den Zucker zu normalisieren. Benötigen Sie jedoch mehr als 20 Einheiten Insulin, dann ist es sinnvoller, die Medikamente ganz durch eine Insulintherapie zu ersetzen.

Konventionelle Insulintherapie

Die konventionelle Insulintherapie eignet sich besonders für ältere Menschen, die nicht mehr im Beruf stehen und deren Tagesablauf keinen großen Schwankungen unterworfen ist. Denn bei dieser Behandlung müssen Sie sich an einen fest vorgeschriebenen Zeitplan halten. So müssen Sie jeden Tag etwa zu den gleichen Zeiten das Insulin spritzen und jeweils eine halbe Stunde später die Mahlzeiten zu sich nehmen. Dabei wird der Kohlehydratanteil der Mahlzeiten zuvor vom Arzt bzw. einer Diätassistentin berechnet. Diese Vorgaben müssen Sie dann jeden Tag erfüllen. Ebenso wichtig ist es, dass Sie neben den drei Hauptmahlzeiten drei Zwischenmahlzeiten zu sich nehmen, damit der Blutzucker nicht zu weit absinkt.

Gespritzt werden morgens und abends lang wirksame Insuline oder Mischinsuline, die einen hohen Prozentsatz an lang wirksamen und einen niedrigeren Prozentsatz an kurz wirksamen Insulinen enthalten. Morgens werden zwei Drittel und abends ein Drittel der gesamten Dosis gespritzt, die etwa 0,5 bis 0,8 Einheiten pro Kilogramm Körpergewicht beträgt. Ein 65 Kilogramm schwerer Mensch wird also mit einer Dosis von etwa 40 Einheiten Insulin auskommen, wovon er 26 morgens und 14 abends spritzt. Reichen zwei Insulingaben am Tag nicht aus, um den Zucker gut einzustellen, dann sollten Sie lieber die intensivierte Insulintherapie wählen.

Die konventionelle Insulintherapie ist nicht geeignet für Personen, die viel unterwegs sind oder für Berufstätige, deren Tagesablauf sich nicht immer genau im Voraus planen lässt.

Intensivierte Insulintherapie

Diese Form der Insulintherapie kommt der natürlichen Insulinausschüttung durch die Bauchspeicheldrüse am nächsten. Und zwar ahmt man hier die beim Gesunden ständig vorhandene Abgabe von geringen Mengen Insulin ins Blut nach, indem morgens nüchtern und abends vor dem Zubettgehen (selten auch noch mittags) ein sehr lang wirksames Insulin (Basalinsulin) gespritzt wird.

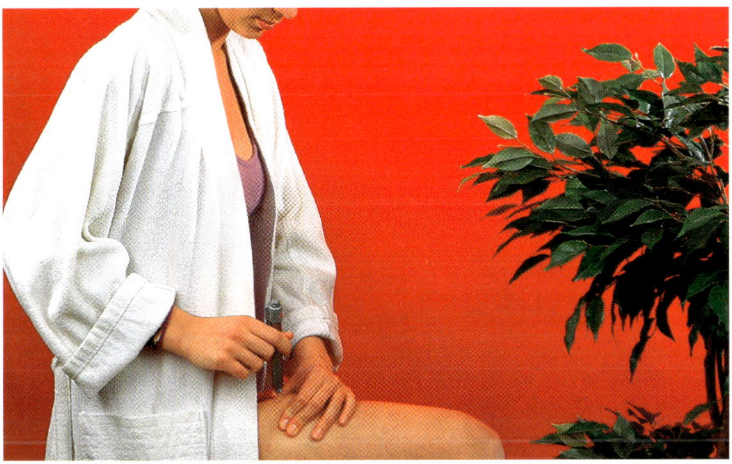

Mit dem PEN ist das Spritzen einfacher und hygienischer geworden.

Die zusätzlichen Insulinausschüttungen des Gesunden nach dem Essen imitiert man durch das Spritzen eines kurz wirksamen Insulins (Normalinsulin) vor jeder Mahlzeit. Die benötigte Menge an Normalinsulin berechnet man aus der geplanten Kohlehydratzufuhr mit der folgenden Mahlzeit und dem vor dem Essen gemessenen Blutzuckerwert.

Größtmögliche Freiheit, Ihren Tagesrhythmus nach Gutdünken zu gestalten – und im Rahmen einer vernünftigen Ernährungsweise alles zu essen –, lässt Ihnen die intensivierte Insulintherapie.

Diese Behandlung erfordert zwar mehrmalige Blutzuckermessungen an jedem Tag und ebenfalls mindestens vier, meist noch mehr Insulinspritzen. Aber sie hat zwei wesentliche Vorteile: Mit der intensivierten Insulintherapie lässt sich bei Diabetikern mit Insulinmangel einerseits die bestmögliche Blutzuckereinstellung erreichen, andererseits ermöglicht sie dem Betroffenen die größtmögliche Freiheit. So können Sie bestimmen, wann und was Sie essen möchten, Sie können jeder sportlichen Betätigung nachgehen und müssen auch Ihre Schlaf- und Wachzeiten nicht einem strengen Therapieplan anpassen.

Junge Menschen mit Typ-II-Diabetes, die noch ein langes Leben vor sich haben, sollten die Möglichkeiten der intensivierten Insulintherapie nutzen, wenn die anderen Maßnahmen keine befriedigende Zuckereinstellung ermöglichen. Aber auch ältere Typ-II-Diabetiker mit nachlassender Insulinproduktion, die sehr rege am Leben teilnehmen, profitieren von dieser Therapieform.

Überblick über die intensivierte Insulintherapie

Morgens nüchtern:
Basalinsulin
Abends vor dem Zubettgehen:
Basalinsulin
Je die Hälfte von X Basiseinheiten (errechnet aus Ihrem Körpergewicht mal 0,3)
30 Minuten vor jeder Mahlzeit:
Normalinsulin

Vor dem Frühstück:
2 Einheiten pro BE, die verzehrt wird
Mittags: 1 Einheit pro BE
Abends: 1,5 Einheiten pro BE
Zusätzlich 1 Einheit für jede 30 mg/dl, die der gemessene Blutzucker über 120 mg/dl liegt

Rechenbeispiele: Wie viel Insulin brauche ich?

Die Menge des für diese Behandlung benötigten Langzeitinsulins hängt vom Körpergewicht ab, das mit 0,3 malgenommen wird. Bei unserem 65 Kilogramm wiegenden Beispielpatienten ergäben sich daraus 65 x 0,3 = 19,5 Einheiten, die er jeweils zur Hälfte morgens und abends möglichst in den Oberschenkel spritzt.

Die Berechnung klingt kompliziert, erfordert aber nur etwas Übung im Umgang mit den Berechnungs- bzw. Kohlehydrateinheiten.

Mindestens noch einmal so viel Insulin benötigt man bei der intensivierten Insulintherapie jeweils vor den Mahlzeiten. Die jeweilige Insulinmenge ergibt sich einerseits aus der Menge an Kohlehydraten, die Sie bei der folgenden Mahlzeit zu verzehren gedenken. Dabei schwankt die Menge Insulin pro Berechnungs- bzw. Kohlehydrateinheit (BE, siehe Seite 51) im Laufe des Tages. Morgens braucht man zwei Einheiten Insulin pro BE, mittags eine Einheit pro BE und abends 1,5 Einheiten pro BE. Etwas Kopfrechnen muss bei dieser Methode sein.

Beispiel

Wollen Sie morgens an kohlehydrathaltigen Lebensmitteln ein Brötchen (2 BE), 20 Gramm Diabetikermarmelade (0,5 BE), einen Apfel (1,5 BE) und ein Joghurt (0,5 BE) essen, dann müssen Sie eine halbe Stunde vor dem Frühstück 2 x 4,5 BE = 9 Einheiten schnell wirksames Normalinsulin spritzen.

Zusätzlich am Blutzuckerwert orientieren

Vor jeder Insulingabe müssen Sie außerdem den aktuellen Blutzuckerwert bestimmen. Dabei ergibt sich nicht immer der angestrebte, sondern gelegentlich ein erhöhter Wert. Auch diesen müssen Sie mit der folgenden Insulinspritze ausgleichen. Dabei kann eine Einheit Normalinsulin den Blutzucker um 30 mg/dl senken. Wenn unsere Testperson nun vor dem Frühstück einen Blutzucker von 180 mg/dl feststellt, wobei der gewünschte Nüchternblutzucker nicht über 120 mg/dl liegen sollte, dann muss sie zu den neun Einheiten, die sie für das Frühstück braucht, nochmals zwei Einheiten hinzurechnen, um den erhöhten Zuckerwert zu korrigieren, also benötigt sie insgesamt elf Einheiten.

Addieren Sie pro 30 mg/dl erhöhten Blutzucker noch eine Einheit Insulin zu den für die Mahlzeit benötigten Insulineinheiten hinzu.

Alternative Behandlungsmethoden

Der Markt wird heutzutage überschwemmt von immer neuen mehr oder weniger ausgefallenen Methoden, die der Gesundheit allgemein dienen oder bei bestimmten Krankheiten hilfreich sein sollen. Dabei ist es nicht immer einfach, die Spreu vom Weizen zu trennen. Welche Maßnahmen können die Behandlung des Typ-II-Diabetes sinnvoll unterstützen ?

Spezielle Ernährungsformen

Die Ernährung spielt bei der Entstehung aller Wohlstandskrankheiten eine entscheidende Rolle. Umso größer sind die Hoffnungen, die sich an Ernährungstherapien knüpfen.

Sicherlich ist, wie im vorangehenden Kapitel bereits ausführlich dargestellt, die Ernährungstherapie eine wichtige Säule zur Behandlung des Typ-II-Diabetes. Dabei lautet die einfache Empfehlung für alle Patienten: Bevorzugen Sie eine ausgewogene und nicht zu kalorienreiche Mischkost, die reich an frischem Obst und Gemüse ist, dafür mit Zucker, Fetten und Eiweiß eher sparsam umgeht. Speziellen Diäten aber, die oft sogar eine völlige Heilung der Zuckerkrankheit versprechen, sollten Sie grundsätzlich sehr skeptisch gegenüberstehen. Schließlich haben Sie gerade gelernt, dass der Typ-II-Diabetes eine chronische Stoffwechselstörung ist, die auf dem Boden von Erbanlagen dann entsteht, wenn äußere Faktoren hinzutreten. Und Sie haben erfahren, dass Sie allein mit einer gesunden Lebensführung in den Frühstadien der Krankheit eine Normalisierung der Blutzuckerwerte erreichen können. Wunder aber dürfen Sie nicht erwarten, und eine Heilung wird Ihnen auch von keiner »Spezialdiät« geschenkt. Einseitige Diäten sind im Gegenteil eher gefährlich als hilfreich. Sie können sich zu Beginn günstig auswirken, da man bei einer monotonen Kostform zwangsläufig weniger isst – einfach, weil der Spaß an der Abwechslung fehlt. Die Folge ist eine vorübergehende Gewichtsabnahme und eine Besserung der Blutzuckerwerte. Allerdings könnten später, wenn Sie die Diät nur lange genug weiterführen würden, Mangelerscheinungen auftreten. Meist kommt es aber gar nicht dazu, da man die Diät frustriert irgendwann abbricht und dann sehr schnell wieder beim alten Gewicht ist.

Einseitigkeit und Verzicht sind es, die jede »Diät« zum Scheitern verurteilen.

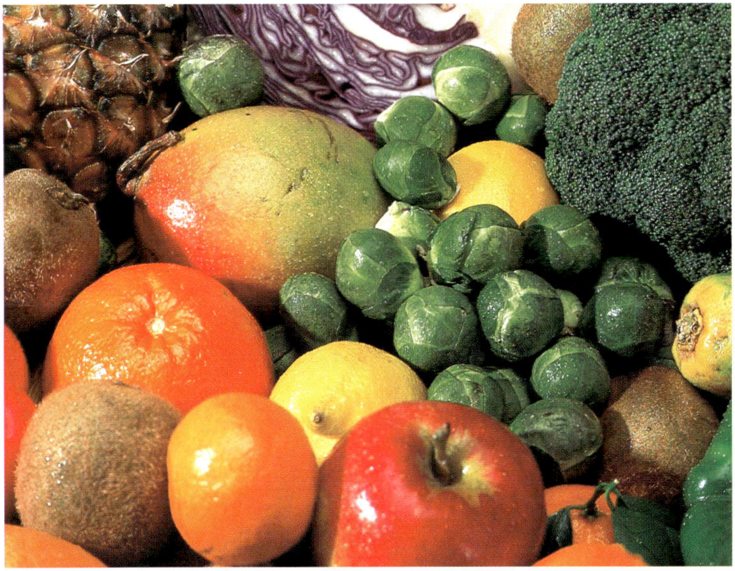

Eine vegetarisch ausgerichtete, also äußerst fettarme Kost ist das Beste, was Sie für sich tun können.

Rohkost nach Schnitzer

Als Beispiel für eine spezielle »Heilnahrung für Diabetiker« sei die Schnitzer-Intensivkost genannt (nach dem Zahnmediziner J. G. Schnitzer), eine streng vegetarische Rohkosternährung, die alle Lebensmittel tierischen Ursprungs inklusive Eiern, Milch und Milchprodukten, aber auch bei der Herstellung erhitzte Lebensmittel wie z. B. Brot ablehnt. Die Gefahr dieser Diät besteht darin, dass sie auf Dauer zu einem Mangel an Eiweiß, Eisen, Kalzium, Jod und Vitamin B12 führt. Außerdem widersprechen die drei großen Mahlzeiten der Schnitzer-Kost den Empfehlungen, dass ein Diabetiker möglichst mehrere kleine Mahlzeiten zu sich nehmen sollte, um große Schwankungen des Blutzuckerspiegels zu vermeiden.

Fettarme Milch und Milchprodukte oder auch Buttermilch sind gute Lieferanten von leicht verdaulichen Nährstoffen – ideal kombiniert mit Obst oder ballaststoffreichen Vollkornprodukten.

Vegetarische Ernährung

Vegetarische Ernährung kann dagegen auch bei Diabetikern positive Effekte haben, sofern es sich um eine ovo-lacto-vegetabile Kostform handelt. Diese Form der vegetarischen Ernährung erlaubt auch den Verzehr von Eiern (ovo-) sowie Milch und Milchprodukten (lacto-), wodurch der Körper ausreichend mit

Eiweiß und Kalzium versorgt wird. Probleme bringt der insgesamt geringe Eiweißgehalt der fleischlosen Ernährung eigentlich nur für Kinder, Jugendliche und Schwangere, deren Eiweißbedarf erhöht ist. Mitunter kann auch bei anderen Menschen, die sich vegetarisch ernähren, ein Mangel an Vitamin B12, Jod und Eisen auftreten. Klären Sie mögliche Risiken deshalb immer mit Ihrem Arzt ab. Die vegetarische Kostform bietet jedoch den großen Vorteil, dass sie sehr ballaststoff- und vitaminreich, dafür aber fett- und cholesterinarm ist.

Ohne Bedenken können Diabetiker auf die klassische Vollwertkost umsteigen. Diese Ernährung hat die gleichen Vorteile wie die vegetarische, Mangelerscheinungen treten aber kaum auf, da der Verzehr von Fleisch, Fisch und Wurst nicht völlig untersagt ist.

Physikalische Therapie

Eine Kneipp-Kur, in der auch Ernährungs- und Bewegungstherapie im Vordergrund stehen, kann von Nutzen für übergewichtige Diabetiker sein.

Verschiedene Formen der physikalischen Therapie, unter anderem Kneipp'sche Anwendungen, Saunabesuche und Kohlensäurebäder, beugen Durchblutungsstörungen vor und können bei leichten Formen von Gefäßerkrankungen zu einer Besserung der Beschwerden führen. Nicht angewandt werden dürfen sie jedoch bei höhergradigen Durchblutungsstörungen, bei Nervenstörungen und beim diabetischen Fußsyndrom. Weitere Voraussetzungen für diese Therapieformen sind, dass der Diabetes gut eingestellt ist und dass die Anwendungen in milder Form durchgeführt werden. So sollten Sie z. B. in der Sauna extreme Temperaturbelastungen meiden, d. h. auf der oberen Bank allenfalls kurz verweilen und das Tauchbecken ganz umgehen. Fragen Sie vorher immer Ihren Arzt, ob eine solche Behandlung für Sie sinnvoll ist.

Akupunktur

Es gibt viele Vertreter der chinesischen Medizin, die behaupten, den Diabetes mellitus (insbesondere den nicht-insulinpflichtigen) auch mit ihren traditionellen Methoden zu einem großen Prozentsatz lindern, wenn nicht sogar heilen zu können. Die westliche Medizin stellt derartige Behauptungen aber in Frage, insbesondere auch deshalb, weil keine anerkannten wissenschaftlichen Studien darüber vorliegen.

Zwar gibt es mehrere Akupunkturpunkte, welche den Stoffwechsel günstig beeinflussen sollen. Im Westen anerkannt wird die Akupunktur jedoch nur als unterstützende Maßnahme bei der Gewichtsabnahme und der Raucherentwöhnung. In der Praxis wird die Akupunktur beim Diabetes als schmerzlinderndes Verfahren bei verschiedenen Formen von Nervenfunktionsstörungen erfolgreich eingesetzt.

Wenn Sie sich für Akupunkturverfahren interessieren, sollten Sie sich nur in die Hände eines erfahrenen Behandlers begeben.

Entspannungsverfahren

Stress ist für einen Diabetiker Gift, weil dadurch der Blutzucker steigt und sich sehr schwer einstellen lässt. Wenn Sie schon länger zuckerkrank sind, kennen Sie vielleicht Situationen, in denen es Ihnen einfach nicht wie sonst gelingt, den Zucker in den Griff zu bekommen. Manchmal stehen Sie dann unter besonderem Stress, haben Ärger mit einem Vorgesetzten, können einen familiären Konflikt nicht lösen oder bereiten sich gerade auf eine Prüfung vor, bei der es auf alles ankommt. Auch ständige Sorgen und Nöte, Trauer und Angst sowie langfristige Beziehungsprobleme rufen Dauerstress hervor.

Yoga ist eine gute Möglichkeit, bewusst zu innerer Ruhe zu gelangen.

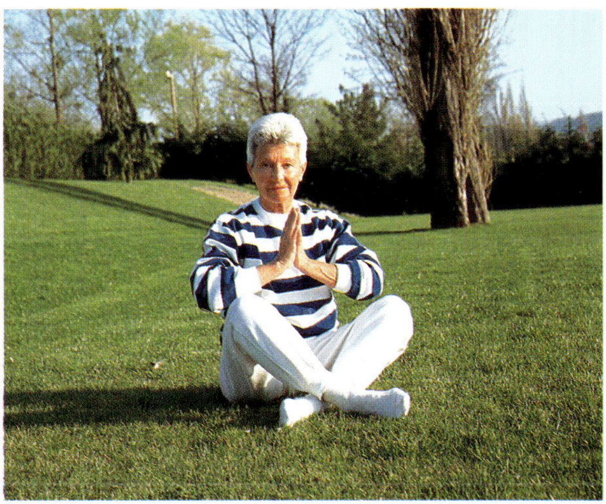

Was passiert bei Stress?

Wenn wir unter Stress stehen, läuft in unserem Körper ein uraltes Schema ab, das uns dazu bereitmacht, uns einem Angreifer im Kampf zu stellen oder uns durch eine Flucht zu retten. Adrenalin und weitere aufputschende Hormone werden freigesetzt, der Blutdruck steigt, das Herz schlägt schneller. Damit wir für diese Situation genügend Energie zur Verfügung haben, wandelt die Leber ihren Speicherzucker (Glykogen, siehe Seite 10) in normalen Zucker um, lässt den Blutzuckerspiegel also ansteigen. All diese Mechanismen unterstützen uns darin, den Kampf zu gewinnen oder bei der Flucht den Angreifer abzuhängen. In den heutigen Stresssituationen, insbesondere bei chronischen Anspannungen, sind sie uns aber keine große Hilfe. Und der vermehrt mobilisierte Blutzucker ist für einen Diabetiker sogar gefährlich.

Lernen, mit dem Stress umzugehen

Gerade wegen der Gefahr der Überzuckerung in Stresssituationen sollte der Diabetiker mehr noch als der Gesunde für eine wohltuende Balance zwischen Anspannung und Entspannung sorgen. Natürlich kann man nicht jedem Konflikt aus dem Weg gehen, oder sich wegen eines schwer zu ertragenden Mitarbeiters gleich an eine andere Arbeitsstelle versetzen lassen. Verschiedene Stressbewältigungs- oder Entspannungsverfahren helfen in diesen Situationen. Autogenes Training, die Progressive Muskelentspannung nach Jacobsen, Tai Chi oder Qi Gong, Yoga und Meditation sind leicht erlernbare Methoden, die nicht nur Stress abbauen, sondern Ihnen vielleicht noch ganz neue Lebensperspektiven eröffnen können. Fragen Sie bei der nächstgelegenen Volkshochschule nach Kursen, oder achten Sie auf entsprechende Zeitungsannoncen und Anschläge in Arztpraxen oder in Stadtbüchereien.

Eine an westliche Bedürfnisse angepasste Form »östlicher« Entspannungstechniken sind leichte Yoga-Übungen, die überall und für jedermann – gleich welchen Alters oder welcher körperlichen Verfassung – in Kursen erlernbar sind.

Ganz abgesehen davon, dass man Stresssituationen besser aushalten oder verarbeiten lernt, dienen diese Methoden auch dazu, die Krankheit mit größerer Gelassenheit zu betrachten und leichter zu akzeptieren.

Psychotherapie – manchmal eine große Hilfe

Wenn Sie am Anfang Ihrer Krankheit den Schock über die Diagnose überwunden haben, sind Sie in der folgenden Zeit zuerst einmal damit beschäftigt, sich mit dem Diabetes auseinander zu setzen und zu lernen, wie Sie Ihr Leben als Diabetiker einigermaßen erfreulich gestalten können. Schließlich gewöhnen Sie sich an die vielen neuen Aufgaben und Pflichten des Zuckermessens, der Ernährung, der Untersuchungen beim Arzt und anderes mehr. Aber wie bei fast jedem Diabetiker kommt wahrscheinlich auch bei Ihnen einmal der Tag, an dem Sie der ganzen Mühe überdrüssig werden. Sie wollen einfach wieder gesund sein und ein so unbeschwertes Leben führen wie früher. Vielleicht werden Sie wütend und werfen Ihr Diabetiker-Tagebuch in den Mülleimer, gehen groß essen und trinken dazu eine ganze Flasche Wein. Oder Sie werden immer trauriger, ziehen sich zurück, gehen nicht mehr zur Gymnastik und vernachlässigen Ihre sonst so diszipliniert durchgehaltene gesunde Lebensweise. Diese Reaktionen sind nur allzu verständlich. Schließlich haben Sie es wirklich schwerer als all die anderen, die an ihren Blutzucker und dessen Wirkung auf die Blutgefäße keinen Gedanken verschwenden.

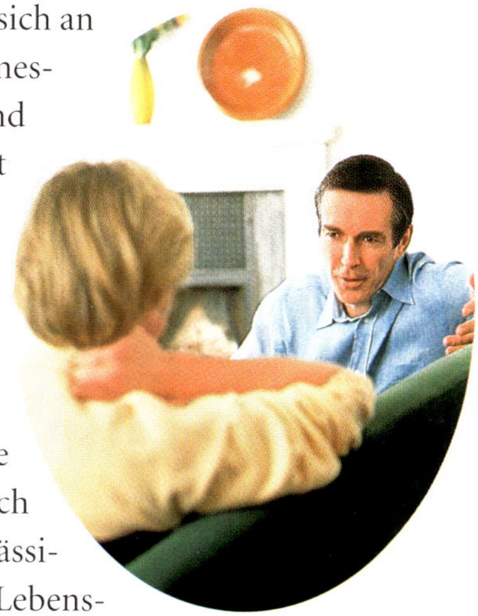

Jede Krankheit hat eine seelische Seite. Holen Sie sich in dunklen Stunden den Trost und die Wärme, die Sie brauchen.

Spätestens bei einer solchen Krise werden Sie bemerken, dass Sie nicht nur täglich aufs Neue den Kampf gegen Ihren Blutzucker aufnehmen müssen, sondern dass die Krankheit auch von Ihnen verlangt, sich gefühlsmäßig mit ihr zu arrangieren und jeden Tag wieder eine angemessene Einstellung zu ihr zu gewinnen. Vielleicht gehen Sie aus einer solchen Krise gestärkt hervor und nehmen die Symptome sowie die Bedrohung durch mögliche Folgeschäden gelassener, ohne dabei die Behandlung zu vernachlässigen. So kann eine neue Einstellung wachsen, die Ihnen möglicherweise mehr Freiheit bringt.

Wenn Sie aber spüren, dass Ihre Wut nicht verfliegt, mögliche Affekthandlungen Ihre Gesundheit ernsthaft gefährden, oder wenn die traurige Stimmung gar nicht mehr weichen will, dann brauchen Sie Hilfe. Wenn das Gespräch mit Ihrem Partner, einem guten Freund oder die Treffen der Selbsthilfegruppe nicht mehr weiterhelfen, dann erkundigen Sie sich nach einem Psychotherapeuten, der sich auch mit Diabetes auskennt. Fragen Sie Ihren Arzt oder eine Selbsthilfegruppe nach einer Adresse.

Es gibt seelische Situationen, in denen das Gespräch mit dem Partner oder Freunden nicht mehr weiterhilft; scheuen Sie sich dann nicht, die professionelle Hilfe eines Psychotherapeuten in Anspruch zu nehmen.

Die Therapie der Zukunft

Wie jeder andere Mensch, der an einer chronischen Krankheit leidet, wünscht sich auch der Diabetiker insgeheim, wieder völlig gesund zu werden und alle Zuckerkontrollen, Arztbesuche, Vorsichtsmaßnahmen und das ständige Bemühen um eine gesunde und geregelte Lebensweise ganz oder zumindest zeitweise vergessen zu können. Wie schön wäre es, wenn man mit einem »Wundermittel« all diese Sorgen auf einen Schlag los wäre! Zwar ist eine solch vollständige Heilung der Zuckerkrankheit nicht in Sicht, aber Wissenschaft und Industrie arbeiten pausenlos an der Entwicklung neuer Testverfahren und Behandlungsmöglichkeiten. Einige Schritte in Richtung bessere Lebensqualität für Diabetiker sind bereits getan.

➤ Troglitazon

So wird demnächst ein Medikament auf den Markt kommen, das die Empfindlichkeit der Zellen für Insulin erhöht, so dass das (noch) vorhandene Insulin besser wirkt. Und Diabetiker, die bereits Insulin spritzen, benötigen weniger Insulin, wenn sie gleichzeitig mit diesem neuen Wirkstoff (Troglitazon, z. B. Romozin®) behandelt werden.

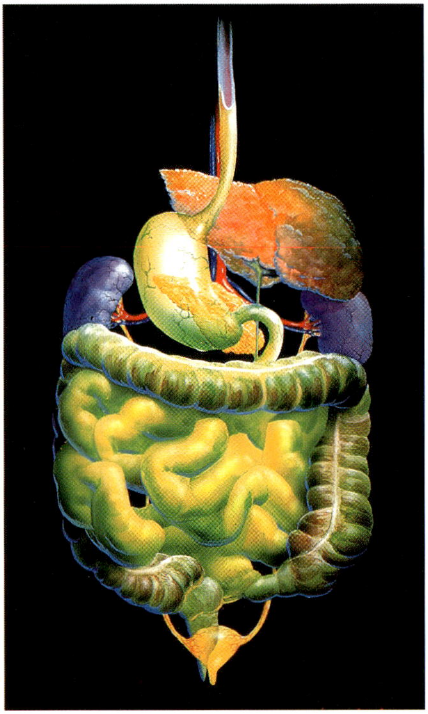

In der Bauchspeicheldrüse werden zwei Hormone gebildet, die den Blutzuckerwert regulieren – das blutzuckersenkende Insulin und das blutzuckersteigernde Glukagon. Die Bauchspeicheldrüse ist in der Abbildung gelb eingezeichnet; unterhalb der Leber (braun) und teilweise verdeckt vom Magen.

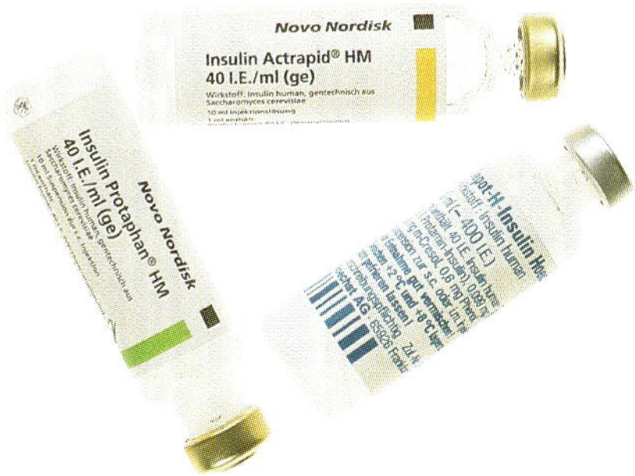

➤ Novonorm

Neu entwickelte Medikamente zur Behandlung des Typ-II-Diabetes haben immer weniger Nebenwirkungen und führen auch nicht mehr so schnell zu einer Unterzuckerung (z. B. Novonorm®).

➤ »Turbo-Insuline«

Für insulinpflichtige Diabetiker werden außerdem neue Insuline entwickelt, deren Wirkung schneller eintritt, so dass man zwischen Spritzen und Essen keinen Zeitabstand mehr einhalten muss (Lispro-Insuline, z. B. Humalog®).

➤ Insulinspray

Für die intensivierte Insulintherapie werden demnächst sehr lang und zuverlässig wirkende Langzeitinsuline verfügbar sein. Auch an Insulinen, die man nicht mehr spritzen, sondern als Nasenspray inhalieren oder als Tablette schlucken kann, wird gearbeitet. Bislang war das nicht möglich, da das gentechnisch hergestellte Insulin im Magen sofort zersetzt würde und keine Zeit hätte, in den Blutstrom zu gelangen.

➤ Unblutige Messmethoden

Eine große Erleichterung für die nächste Generation von Diabetikern wird die Bestimmung des Blutzuckers mithilfe von Laserstrahlen sein. Die lästige Blutentnahme gehört dann der Vergangenheit an. Allerdings werden die ersten Geräte dieses Typs erst in fünf bis zehn Jahren auf dem Markt erwartet.

➤ Transplantation von Inselzellen

Bisher fast ausschließlich Typ-I-Diabetikern mit Nierenversagen vorbehalten ist die kombinierte Transplantation von Niere und Bauchspeicheldrüse. Auch die Transplantation von Insulin produzierenden Zellen, den so genannten Inselzellen, wird bisher hauptsächlich bei Typ-I-Diabetikern durchgeführt, die ohne diese aufwendige Behandlung nur kurze Zeit überleben würden. Möglicherweise können eines Tages, wenn dieses Verfahren noch weiter verbessert wird, auch schlecht einstellbare Typ-II-Diabetiker von einer solchen Operation profitieren.

Was tun im Notfall?

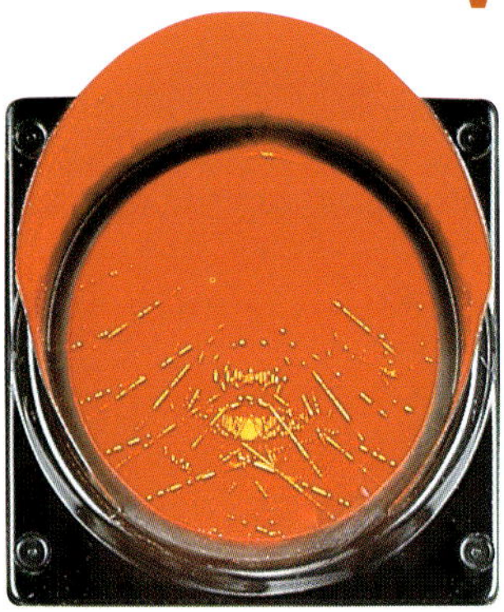

Zu Zeiten, als die medizinische Versorgung noch viel zu wünschen übrig ließ, wurde ein Diabetes mellitus meist erst dann festgestellt, wenn der Blutzucker so hoch gestiegen war, dass der Betroffene sein Bewusstsein verlor. Dieses diabetische Koma durch Überzuckerung ist heute glücklicherweise relativ selten geworden. Ein Unterzuckerungszustand kommt dagegen relativ häufig bei Zuckerkranken vor, die mit Tabletten oder Insulin behandelt werden.

Auch wenn es eher unwahrscheinlich ist, dass Sie in eine Notsituation geraten – Sie und Ihre Angehörigen sollten wissen, was dann zu tun ist.

Gefährliche Überzuckerung

Als Überzuckerung bezeichnet man schon Blutzuckerwerte über 160 mg/dl. Zu einem diabetischen Koma kommt es jedoch meist erst bei sehr hohen Zuckerwerten etwa über 500 mg/dl. Manche Zuckerkranke sind auch bei einem Blutzucker von 600 mg/dl noch ansprechbar, andere verlieren das Bewusstsein schon bei weitaus niedrigeren Werten.
Bei jedem vierten Diabetiker wird die Erkrankung erstmals durch ein Überzuckerungskoma diagnostiziert, wobei hier die jugendlichen Typ-I-Diabetiker überwiegen.

Auslöser der gefährlichen Überzuckerung

Häufigster Grund: eine schwere Erkrankung, zu deren Bekämpfung das Immunsystem große Energiemengen braucht.

Am häufigsten »entgleist« der Blutzucker in unkontrollierbare Höhen durch eine Infektionskrankheit, z. B. eine Lungenentzündung oder einen Harnwegsinfekt, oder eine andere schwere akute Krankheit. Riskant wird es aber auch, wenn der Patient nicht daran gedacht hat, seine Tabletten einzunehmen. Oder er hat, falls er Insulin benötigt, die Spritze vergessen bzw. zu wenig Insulin gespritzt. Dann gibt es noch die Situation, dass die Medikamente, mit denen Typ-II-Diabetiker vielfach behandelt werden, mit der Zeit ihre Wirkung verlieren. Dabei kann es, besonders wenn der

Betroffene seinen Blutzucker nur selten kontrolliert, zu einem langsamen aber gefährlichen Anstieg des Blutzuckers kommen.

Medikamente, die den Blutzucker erhöhen

- Harntreibende Mittel (»Wassertabletten«)
- Kortisonpräparate
- Betablocker
- Hormone (auch die Anti-Baby-Pille)
- einige Schmerzmittel, wie z. B. Indometacin

Nicht selten ist es auch eine Gewichtszunahme oder – was häufig damit Hand in Hand geht – die Vernachlässigung körperlicher Bewegung, die zum übermäßigen Ansteigen des Blutzuckers führt. Schließlich kann auch ein Diätfehler dahinter stecken, z. B. das unüberlegte Schlemmen beim Weihnachtsessen.

Warnzeichen eines Überzuckerungskomas

Überdurchschnittlicher Durst und starker Harndrang können die ersten Anzeichen eines stark erhöhten Blutzuckerspiegels sein.

Steigt der Zucker im Blut sehr stark an, dann wird er in großen Mengen zusammen mit Flüssigkeit über die Niere ausgeschieden, wobei dem Körper viel Wasser entzogen wird. Ein erstes Zeichen für eine massive Überzuckerung ist daher eine erhöhte Urinmenge, die den Betroffenen in immer kürzeren Abständen zum Wasserlassen auf die Toilette führt. Mit dem Wasserverlust entsteht ein starker Durst. Der Mangel an Mineralstoffen führt zu Müdigkeit und manchmal zu Herzrhythmusstörungen. Zusätzlich kommt es zu Übelkeit, Erbrechen und Bauchschmerzen, die nicht selten als Magenverstimmung oder Blinddarmreizung fehlgedeutet werden. Dabei verstärkt das Erbrechen den Wasser- und Mineralstoffmangel im Körper nochmals. Durch den Wassermangel verliert man kurzfristig stark an Gewicht. Gefährlicher ist aber die Wirkung auf Gehirn und Niere: Das Bewusstsein ist getrübt und die Niere versagt ihre Dienste. Schließlich fällt der Betroffene in ein tiefes Koma, in dem er, wenn keine Hilfe kommt, versterben kann.

Erste Hilfe bei Überzuckerung

Versuchen Sie ruhig zu bleiben, und messen Sie so bald wie möglich den Blutzucker.

Zunächst einmal sollten Sie, bevor Sie Übelkeit, Erbrechen und Bauchschmerzen als Zeichen der Überzuckerung interpretieren, den Blutzucker bestimmen. Liegt er im normalen Bereich, wiederholen Sie den Test nach einer halben Stunde. Ist er weiterhin normal, dann haben Sie wahrscheinlich eine Magen-Darm-Verstimmung. Bestimmen Sie den Blutzucker aber weiterhin in regelmäßigen Abständen, da er auch durch eine solche Erkrankung durcheinander geraten kann.
Wenn Sie die oben beschriebenen Symptome verspüren und nicht gewohnt sind, den Zucker selbst zu messen, rufen Sie sofort den (Not-)Arzt.

Rufen Sie den Arzt, oder bitten Sie einen Nachbarn, Ihnen zu helfen.

Schnellstmöglich Hilfe holen!

Ist der Blutzucker stark erhöht, liegt sehr wahrscheinlich eine Überzuckerung zugrunde, die noch weiter zunehmen kann! Rufen Sie sofort – ohne zu zögern – einen (Not-)Arzt, schildern Sie ihm die Symptome und Ihre Vermutung, dass es sich um eine Überzuckerung handelt. Bis zum Eintreffen des Arztes sollten Sie viel trinken, nichts essen, ruhig bleiben, aber möglichst nicht einschlafen.

Überzuckerung vorbeugen

Indirekt können auch psychische Ursachen für eine Überzuckerung verantwortlich sein, z. B. eine tiefe Traurigkeit oder Depression, die zu Bewegungsunlust führt oder zu einer Trotzreaktion beim Essen. Grundsätzlich kann jede Änderung in Ihrem Lebensrhythmus zu Schwankungen der Blutzuckerwerte führen, egal, ob es sich um einen Wechsel des Arbeitsplatzes, einen Umzug oder um eine Veränderung in Ihrer privaten Situation handelt. Messen Sie gerade in Zeiten des Umbruchs Ihren Blutzucker besonders gewissenhaft und lieber einmal mehr als an »normalen« Tagen üblich.

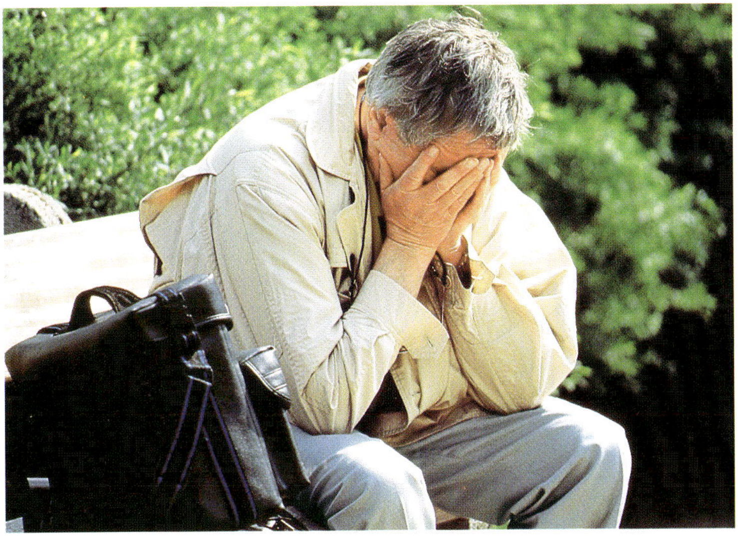

Um eine sich anbahnende Unterzuckerung zu stoppen, sollten Sie als »Erste-Hilfe-Paket« immer ein Traubenzuckerpräparat bei sich haben.

Gefährliche Unterzuckerung

Sinkt der Blutzucker unter 50 mg/dl, liegt eine Unterzuckerung vor. Wie schon erwähnt, treten Unterzuckerungen in der Regel nur dann auf, wenn der Natur durch Tabletten oder Insulin nachgeholfen wurde. Die Medikamente sind oft stärker als die Möglichkeiten des Körpers, einer Unterzuckerung gegenzusteuern.

Warnzeichen einer drohenden Unterzuckerung

Eine gefährliche Unterzuckerung (hypoglykämischer Schock) macht sich häufig mit folgenden Symptomen bemerkbar:

- Schweißausbruch, Schwächegefühl, Zittern
- Heißhunger
- Herzklopfen
- Kribbeln an den Lippen
- Konzentrationsschwäche, Stimmungsschwankungen
- Sehstörungen

Mit weiterem Absinken des Blutzuckers fällt das Denken und vor allem auch das Handeln immer schwerer, weshalb Sie schon bei den ersten Anzeichen reagieren sollten, solange es Ihnen noch

Gefährlich ist vor allem die Bewusstseinstrübung, die besonders älteren Patienten zu schaffen macht.

möglich ist. Sind Sie dazu noch in der Lage, sollten Sie den Blutzucker bestimmen. Wer mit seiner Krankheit noch nicht so gut vertraut ist, deutet vielleicht eine harmlose Unpässlichkeit fälschlicherweise als Unterzucker. Wenn Sie ungezielt Traubenzucker zu sich nehmen, verschlechtern Sie nur den Blutzuckerwert und erschweren die weitere Behandlung, indem Sie künstlich eine Überzuckerung produzieren.

Behandlung der Unterzuckerung

Wenn Sie die oben beschriebenen Anzeichen eines Unterzuckers bei sich bemerken, sollten Sie zuerst, wenn irgend möglich, den Zuckerspiegel messen. Ist er zu niedrig, nehmen Sie einige Traubenzuckertabletten ein oder trinken Sie ein Glas Saft oder Cola. (Der in Schokolade enthaltene Zucker geht zu langsam ins Blut über.) Essen Sie danach eine oder zwei Scheiben Brot, oder nehmen Sie eine ganze Mahlzeit zu sich, die viele Kohlehydrate enthält. Denn die Leber, die bei jedem Unterzuckerungszustand ihren Speicherzucker dem Blut zur Verfügung stellt, baut aus dem Traubenzucker rasch wieder ihre verloren gegangenen Vorräte auf. Deshalb kann der Zuckerspiegel im Blut einige Zeit nach der Traubenzuckereinnahme noch einmal absinken.

Kohlehydrat-Kick für unterwegs

Droht eine Unterzuckerung, heben Lebensmittel wie süße Trauben den Blutzucker auf natürliche Weise.

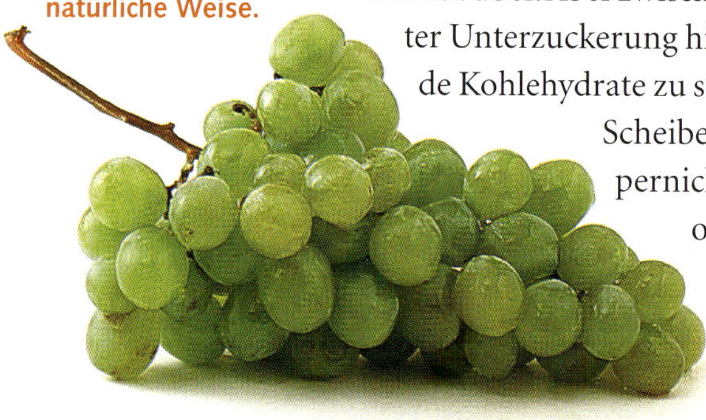

Wenn Sie unterwegs sind, sollte ein Extraschub Kohlehydrate für Notfälle immer griffbereit sein. Colagetränke und gesüßter Fruchtsaft, Cornflakes oder eine Handvoll Popcorn gehen schnell ins Blut über. Aber zwischendurch kann es ebenso wie nach akuter Unterzuckerung hilfreich sein, einige langsamer wirkende Kohlehydrate zu sich zu nehmen. Neben der klassischen Scheibe Vollkornbrot lassen sich auch Pumpernickel und Haferknäcke, Sonnenblumen- oder Pinienkerne gut transportieren. Eine Banane oder einige Weintrauben liefern mehr Kohlehydrate als andere Obstsorten.

Behandlung mit Glukagon

Das Hormon Glukagon wird ebenso wie Insulin in der Bauchspeicheldrüse produziert. Es ist ein Gegenspieler von Insulin und wirkt einem zu starken Zuckerabfall entgegen, indem es die Abgabe der Zuckervorräte aus der Leber ins Blut beschleunigt.

Im Notfall Glukagon kann vom Arzt für Notfälle verschrieben werden. Lassen Sie sich die Handhabung genau erklären und bewahren Sie das Mittel bei Zimmertemperatur gut erreichbar auf (prüfen Sie von Zeit zu Zeit das Verfallsdatum). Auch Ihre Angehörigen sollten wissen, wie Glukagon angewendet wird.

1 Sprechen alle Anzeichen für eine Unterzuckerung, muss zunächst das Glukagon-Pulver in der mitgelieferten Flüssigkeit aufgelöst werden. Dann kann es in einer Spritze aufgezogen werden.

2 Wenn Sie einen Zuckerpatienten mit einem schweren Unterzuckerungszustand antreffen und mit dieser Therapie vertraut sind, können Sie ihm helfen, indem Sie ihm Glukagon in den Muskel spritzen. Das kann besonders dann erforderlich sein, wenn der Betroffene selbst zu verwirrt dazu ist.

3 Auch wenn er bereits ohnmächtig wurde, kann die Glukagon-Spritze ihn wieder zu Bewusstsein bringen. Das Mittel hilft aber nicht immer, da es nur wirkt, wenn die Zuckervorräte in der Leber noch nicht aufgebraucht sind.

Keine Gefahr Viele Angehörige haben Angst, dass Glukagon, wenn sie es bei einem Überzuckerungskoma spritzen, den Zucker weiter in die Höhe treibt und sie dem Patienten damit schweren Schaden zufügen könnten. Das ist in der Regel nicht der Fall, da Glukagon nur die Zuckerreserven aus der Leber mobilisiert, die zwar reichen, um einen Patienten aus der Unterzuckerung zu »wecken«, die aber einen extrem hohen Zucker beim Überzuckerungskoma nicht weiter erhöhen.

Wichtig Rufen Sie in jedem Fall sofort den Notarzt, wenn ein Patient nach der Glukagon-Spritze sein Bewusstsein nicht wiedererlangt!

Das körpereigene Glukagon wird wie Insulin in den Inselzellen des Bauchspeicheldrüsengewebes gebildet, den so genannten Alphazellen.

Nicht nur Sie als Diabetiker, auch Ihre Angehörigen sollten mit der Handhabung von Glucagon vertraut sein.

Folgeschäden vermeiden

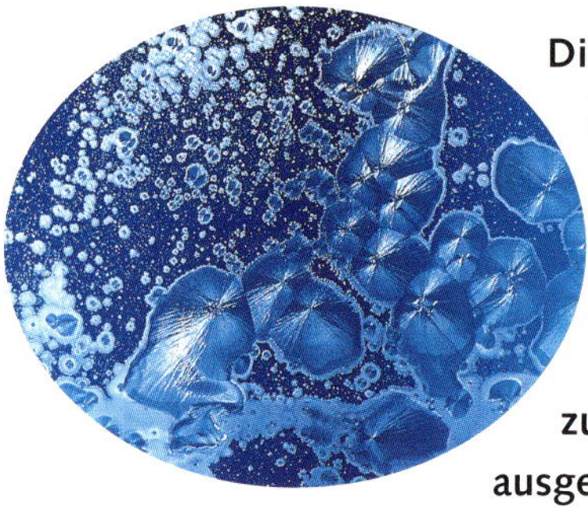

Die Veränderungen im Rahmen des Diabetes wirken sich in erster Linie ungünstig auf die Blutgefäße aus.

Die Warnung vor möglichen Folgeerkrankungen eines Typ-II-Diabetes soll Ihnen keine Angst machen oder Sie dazu verführen, sich resigniert in Ihr Schicksal zu ergeben. Im Gegenteil, diese Erläuterungen sollen Sie dazu anstacheln, alles zu tun, um Ihre Krankheit so gut wie möglich zu behandeln. Denn ein optimal eingestellter Blutzucker wird auch Gefäße und Nerven nicht belasten. Salopp ausgedrückt: Versuchen Sie Ihren Blutzucker unter Kontrolle zu bekommen, bevor der erhöhte Zucker Sie und Ihren Körper kontrolliert.

Erkrankungen der großen Blutgefäße

Zur Erinnerung: Der Wert für das LDL-Cholesterin soll nicht über 100 mg/dl steigen, das Gesamtcholesterin keinesfalls über 200 mg/dl.

Die meisten Folgeschäden der Zuckerkrankheit sind durch Gefäßerkrankungen bedingt, die beim Diabetiker schneller und zerstörerischer verlaufen als beim Nicht-Diabetiker. Das zeigt folgendes Beispiel: Während beim Gesunden die Gefahr, an einer Gefäßverkalkung (Arteriosklerose) zu erkranken, mit der Höhe der Cholesterinwerte ansteigt, hat ein Diabetiker schon bei normalem Cholesterinspiegel im Blut (siehe Seite 23) ein drei- bis vierfach höheres Risiko für diese Gefäßerkrankung. Natürlich wird es auch für den Diabetiker noch einmal gefährlicher, wenn zusätzlich zur Zuckerkrankheit die Blutfette steigen.
Die diabetische Makroangiopathie führt zu frühzeitigen arteriosklerotischen Veränderungen an den großen Schlagadern, vor allem von Herz, Gehirn und Beinen.

Was ist Arteriosklerose?

Sklerose heißt Verhärtung, deshalb hat man Arteriosklerose früher mit Gefäßverkalkung übersetzt. Nach neuesten Erkenntnissen aber geschieht die Einlagerung von Kalk in die Wände von

Blutgefäßen erst im Endstadium eines sehr langen, oft über Jahrzehnte andauernden Prozesses, der durch eine Entzündung der Gefäßinnenschicht ausgelöst wird und im Laufe der Jahre zu einer immer stärkeren Verengung der Gefäße führt. Das hat zur Folge, dass immer weniger Blut durch diese verengten und schließlich irgendwann auch verkalkten Gefäße hindurchfließen kann.

Leider bemerken die Betroffenen die schleichenden Veränderungen erst sehr spät.

Makro- und Mikroangiopathie

Die Ärzte unterteilen die Folgeerkrankungen des Diabetes, die im Bereich der Blutgefäße auftreten, danach, ob die Schäden vor allem an großen Schlagadern wie z. B. den Herzkranzgefäßen stattfinden oder an sehr kleinen Haargefäßen (Kapillaren). Sie sprechen bei den großen von einer diabetischen Makroangiopathie (makro = groß) und bei den kleinen von einer diabetischen Mikroangiopathie (mikro = klein). Leider kommen häufig beide Formen von Gefäßleiden (= angiopathie) bei ein und demselben Diabetiker vor.

Das Blut aber ist das Transportmedium für Sauerstoff und Nährstoffe, ohne die unsere Gewebe und Organe nicht funktionieren können. Der Sauerstoff- und Nährstoffmangel, der durch die verengten Blutgefäße hervorgerufen wird, äußert sich an den verschiedenen Organen auf unterschiedliche Weise. Am Herzen führt er zum typischen Symptom der Brustenge (Angina pectoris), die vor allem bei körperlicher Anstrengung oder bei seelischer Belastung auftritt. Im Gehirn bewirkt eine derartig herabgesetzte Durchblutung Denk- und Konzentrationsstörungen, Sprach- und kurz andauernde Sehstörungen und mitunter sogar Lähmungen, die sich nach wenigen Stunden meist wieder völlig zurückbilden. Verhindern die Verengungen die ausreichende Blutversorgung der Beinmuskeln, treten beim Laufen Schmerzen auf.

Wiederkehrende Konzentrations-, Sprach- und Sehstörungen können Anzeichen für eine herabgesetzte Durchblutung des Gehirns sein.

Allerdings bekommen Sie die Verengungen in den Blutgefäßen erst dann zu spüren, wenn der Durchmesser der Gefäße um mehr als 75 Prozent verengt ist, wenn dem Blut also weniger als ein Viertel des ursprünglichen Querschnittes zur Verfügung steht. Bis es so weit ist, können Jahrzehnte ins Land gehen. Das Tückische ist: Wenn sich die ersten Beschwerden bemerkbar machen, ist die Krankheit schon weit fortgeschritten.

Koronare Herzkrankheit und Herzinfarkt

Die häufigste Todesursache bei Typ-II-Diabetes ist der Herzinfarkt.

Am häufigsten verstirbt ein Typ-II-Diabetiker heute an einem Herzinfarkt. Das ist einerseits als ein Fortschritt zu betrachten, da Diabetiker früher gar nicht so lange lebten, dass die Arteriosklerose die Herzkranzgefäße schädigen konnte.

Andererseits gilt es damit, eine Gefäßerkrankung so zu therapieren, dass der völlige Verschluss eines Herzkranzgefäßes, der den Herzinfarkt auslöst, verhindert wird.

Typ-II-Diabetiker erleiden zwei- bis dreimal häufiger einen Herzinfarkt als Nicht-Diabetiker. Außerdem nimmt die Krankheit bei ihnen einen ungünstigeren Verlauf: Bereits die akute Sterblichkeit nach einem Infarkt ist bei Diabetikern doppelt so hoch, und im ersten Jahr nach dem Infarkt versterben nochmals doppelt so viele Diabetiker wie Nicht-Diabetiker an den Folgen des Infarktes. Eine Ursache dafür liegt in Störungen des Nervensystems (»diabetische Polyneuropathie«, siehe Seite 106), die ebenfalls durch die Zucker-

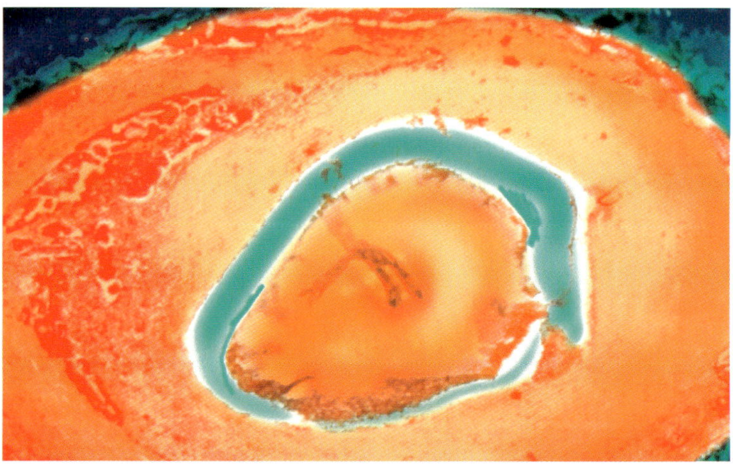

Bei einer Verkalkung der Arterien (Arteriosklerose) sammeln sich Kalkablagerungen in der Wand der Adern.

krankheit bedingt sind, und die dazu führen, dass der Diabetiker Schmerzen nicht so stark wahrnimmt wie ein gesunder Mensch. Deshalb tritt ein Herzinfarkt oft ohne Vorwarnung auf.

Verspüren Sie jedoch ein Engegefühl oder starke Schmerzen in der Brust, die eventuell von Atemnot, Schweißausbruch und Übelkeit begleitet sind, rufen Sie ohne zu zögern sofort den Notarzt. Das Gleiche gilt, wenn Sie diese Symptome bei einem anderen Menschen beobachten. Warten Sie auf keinen Fall ab, ob die Beschwerden von alleine abklingen.

Sehr starke Herzschmerzen sind immer ein guter Grund, den (Not-) Arzt zu rufen.

Schlaganfall

Beim Schlaganfall wird plötzlich die Blutzufuhr zu einem Teil des Gehirns unterbrochen. Dieser Bereich erhält dann keinen Sauerstoff und keine Nährstoffe mehr und kann nicht mehr funktionieren. Die Folgen dieses Teilausfalls des Gehirns hängen davon ab, welches Gebiet betroffen ist. Häufig kommt es zu Lähmungen eines Armes und Beines auf derselben Körperseite. Sprachstörungen treten ebenfalls oft auf, und der Betroffene kann das Bewusstsein verlieren. Diese plötzlich einsetzenden heftigen Veränderungen haben dem Krankheitsbild den Namen gegeben, und man sagt auch heute noch: »Der Schlag hat ihn getroffen.« Allerdings kündigt sich ein solcher Schlaganfall vielfach durch leichte Symptome an. So fällt es einem plötzlich schwer, zu trinken, weil sich der Mund aufgrund einer Lähmung der Gesichtsmuskulatur auf einer Seite nicht richtig schließen lässt. Oder man kann sich auf einmal nicht mehr so gewandt wie sonst ausdrücken, manchmal wird auch die Sprache undeutlich oder sie klingt wie verwaschen. Auch kommt es vor, dass man einen Gegenstand nicht mehr fest umfassen kann, oder dass es einem schwer fällt, aus dem Sessel aufzustehen.

Warnzeichen mangelnder Hirndurchblutung sind Störungen der Motorik und der Sprache sowie Konzentrationsschwächen.

Wenn Sie derartige Symptome bei sich oder einem Angehörigen bemerken, sollten Sie umgehend den Arzt aufsuchen oder den (Not-)Arzt rufen. Denn nur die genaue Untersuchung und die rasche Behandlung können dafür sorgen, dass schlimmere Folgen abgewendet werden.

Durchblutungsstörungen in den Beinen

Wer sich vor der »Schaufensterkrankheit« schützen möchte, muss früh mit einem Bewegungstraining beginnen.

Sind die großen Blutgefäße verengt, die die Beinmuskeln mit Sauerstoff und Nährstoffen versorgen, dann treten recht unangenehme Schmerzen, Krämpfe und ein Gefühl wie beim Muskelkater auf.

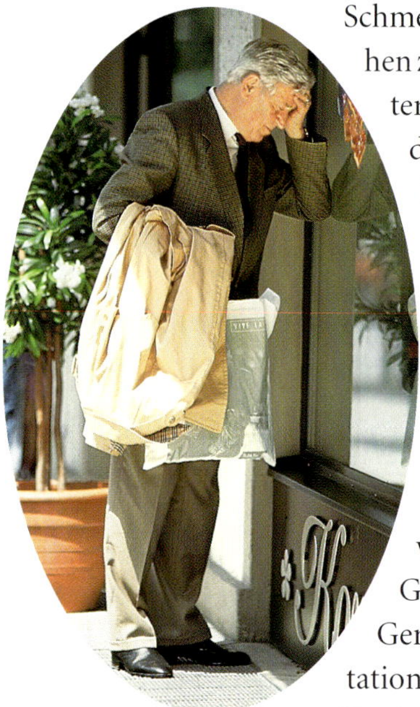

Zunächst machen sich die Beschwerden erst bei größerer Anstrengung bemerkbar, später bereits nach einer kurzen Gehstrecke. Die Schmerzen zwingen den Betroffenen, nach wenigen Metern stehen zu bleiben und aus Verlegenheit die Auslagen der Schaufenster zu betrachten, weshalb man die Durchblutungsstörungen der Beine auch »Schaufensterkrankheit« nennt. Doch es kann noch viel schlimmer kommen: Werden die Gefäße noch enger, dann reicht das durchfließende Blut nicht einmal dafür aus, die Muskeln und Gewebe im Ruhezustand ausreichend zu ernähren. Nun quälen den Betroffenen selbst in Ruhe starke Schmerzen, insbesondere nachts im Liegen. Nimmt die Durchblutung weiter ab, oder verschließt sich ein Gefäß ganz, stirbt das abhängige Gewebe ab. Ein Zeh, ein Teil eines Fußes oder ein Teil eines Beines wird dann schwarz. Nisten sich in dieses abgestorbene Gewebe noch Bakterien ein, zerfällt es unter unangenehmem Geruch, es wird brandig. Hier hilft meist nur noch die Amputation.

Fragen Sie Ihren Arzt, ob er Ihnen eine Kneipp-Kur oder eine Bewegungstherapie empfehlen kann.

Erschrecken Sie nicht bei diesem Wort und der Vorstellung, dass so etwas auch Ihnen droht. Denken Sie daran, dass es vor allem an Ihnen liegt, derartige Folgeerkrankungen zu vermeiden. Leben Sie gesund, sorgen Sie für ein normales Gewicht, lassen Sie Blutzucker, Blutdruck und Blutfette immer wieder kontrollieren und behandeln, wenn sie erhöht sind. Vielleicht werden Ihnen die dauernden Kontrollen manchmal lästig oder Sie hadern mit der Tatsache, dass für Sie so viel strengere Grenzwerte gelten als für unbekümmerte Mitmenschen. Gehen Sie die Behandlung aber keineswegs lässig an, nur weil Sie schon genügend andere Tabletten schlucken, oder weil Sie sich eigentlich wohl fühlen.

Das Wohlstandssyndrom oder ein »tödliches Quartett«

Auffällig oft tritt die Zuckerkrankheit nicht alleine auf, sondern zusammen mit

- Übergewicht
- Bluthochdruck
- Fettstoffwechselstörungen

Da die Kombination dieser vier Wohlstandskrankheiten ein enormes Risiko für Gefäßerkrankungen darstellt, hatte man sie unter dem eher harmlos klingenden Namen Wohlstandssyndrom bzw. metabolisches Syndrom zusammengefasst. Diesem verniedlichenden Ausdruck wurde aber bald der Zusatz »tödliches Quartett« hinzugefügt, denn diese Mischung an Risikofaktoren kann tatsächlich sehr schnell tödlich enden. So erhöht jeder dieser Faktoren einzeln für sich genommen das Risiko, an einer Gefäßkrankheit zu erkranken und an ihr zu versterben. Treffen mehrere dieser Faktoren zusammen, dann potenziert sich das Erkrankungs- wie das Sterberisiko.

Gemeinsam haben alle vier Mitspieler des tödlichen Quartetts, so sehen es die Experten heute, eine Ursache, und das ist die Insulinresistenz (siehe Seite 12). Erste Gegenmaßnahme muss also wie immer die optimale Einstellung des Blutzuckers sein. Gleichzeitig sollten der Blutdruck auf Werte unter 140/90 mmHg gedrückt und die Blutfette auf ein niedriges Niveau gesenkt werden, das heißt, das LDL-Cholesterin darf nicht über 100 (eventuell 110) mg/dl steigen. Wenn Sie dieses Ziel nur mit Fett senkenden Medikamenten erreichen, dann sollten Sie diese einnehmen. Alles zusammen gelingt natürlich am besten, wenn man das Körpergewicht normalisiert (siehe Seite 40). Ganz wichtig ist auch: Versuchen Sie unter allen Umständen, das Rauchen aufzugeben! Es ist ein weiterer Risikofaktor für die rasche Entwicklung gefährlicher Gefäßverengungen am Herzen, im Gehirn und an den Beinen.

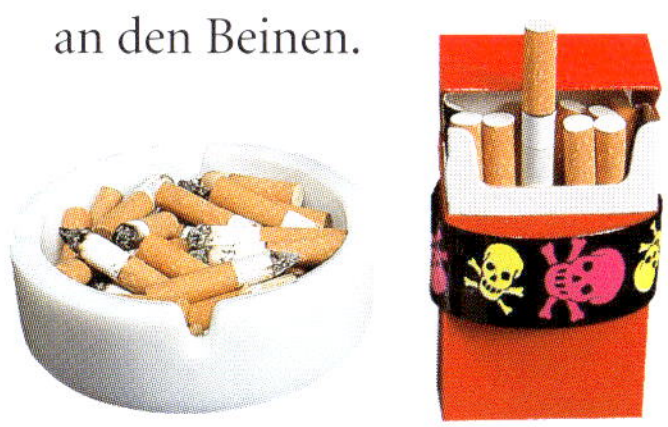

Lassen Sie sich nicht entmutigen, wenn das Abnehmen langsam geht oder wenn Wochen vergehen, bis sich der Blutdruck einpendelt.

Pfunde, die in Folge einer Ernährungsumstellung »schmelzen«, lassen zwar den Zeiger der Waage nur langsam sinken, sind dafür aber nachhaltiger verloren als durch Crash-Diäten.

Die diabetische Mikroangiopathie

Anders als die Arteriosklerose der großen Gefäße sind die Veränderungen der kleinen Haargefäße bei der diabetischen Mikroangiopathie in erster Linie dadurch bedingt, dass sich Zucker direkt an der dünnen Schicht ablagert, welche die winzigen Blutgefäße umgibt und sie vom umliegenden Gewebe trennt, der so genannten Basalmembran. Diese Veränderungen sind vor allem für die Entwicklung der diabetischen Nieren- und Augenerkrankungen verantwortlich.

Diabetische Nierenerkrankung

Hauptaufgabe der Nieren ist es, überflüssige und giftige Stoffe aus dem Körper zu entfernen. Dabei werden in den Nierenkörperchen (Glomeruli) Wasser und andere Bestandteile in relativ kleinen Molekülen aus dem Blut herausgefiltert. Die Basalmembran fungiert in diesem Fall als feinporiger Filter zwischen Blutgefäßen und Nierengewebe. Bei der diabetischen Nierenerkrankung (diabetischen Nephropathie) lagern sich an die Basalmembran immer mehr Zuckermoleküle an, insbesondere wenn der Blutzuckerspiegel über längere Zeit sehr hoch ist. Dadurch verzieht sich dieser Filter und seine Poren werden immer grober, sodass sie schließlich auch größere Moleküle wie beispielsweise den Bluteiweißkörper Albumin aus dem Blut entweichen lassen.

Diagnose der diabetischen Nephropathie

Größere Mengen von Albumin im Urin sind ein ernstes Warnzeichen.

Dieser Prozess dauert mindestens 20 Jahre. In dieser Zeit bemerkt der Betroffene meist gar nichts von den Veränderungen, die der Zucker an den Nieren verursacht. Allerdings kann der Arzt mit speziellen Teststreifen Albumin, ein bestimmtes Eiweißmolekül, im Urin nachweisen, das als eines der ersten großen Moleküle ungewollt ausgeschieden wird. Normalerweise gehen nur ganz geringe Mengen von diesem Eiweiß über die Niere in den Urin über. Steigt die Menge auf über 30 Milligramm pro Tag an, dann ist dies ein eindeutiger Hinweis auf eine Schädigung der Nieren durch den Zucker. Auch wenn der Betroffene diese Veränderungen nicht spürt, ist jetzt der Zeitpunkt gekommen, durch eine gezielte Behandlung das Fortschreiten der Nierenerkrankung aufzuhalten.

Behandlung

Und hier heißt es, wie bei fast allen Folgeschäden der Zuckerkrankheit: Der Blutzucker muss ganz gewissenhaft auf möglichst normale Werte gesenkt werden. An dieser Aufgabe müssen Sie fleißig mitarbeiten, denn nur mit Ihrer Hilfe kann der Arzt mit Diätanleitungen, einer auf Ihre Bedürfnisse und Vorlieben abgestimmten Bewegungstherapie sowie mit Medikamenten die Nierenveränderungen verlangsamen oder sogar zum Stillstand bringen. Natürlich ist es noch sinnvoller, die Nierenkrankheit von Anfang an durch eine optimale Zuckereinstellung am Auftreten zu hindern.

Steigt die Eiweißausscheidung weiter an, was wiederum einige Jahre in Anspruch nimmt, geht langsam auch die Fähigkeit der Niere zurück, Schlacken und Giftstoffe auszuscheiden. Gleichzeitig steigt der Blutdruck an. Spätestens jetzt wird der Arzt ein spezielles Medikament, einen so genannten ACE-Hemmer (englisch: »Angiotensin Converting Enzyme«), einsetzen, von dem bekannt ist, dass er nicht nur den Blutdruck senkt, sondern auch dem Fortschreiten der Nierenkrankheit Einhalt gebietet. Heute verordnet der Arzt diesen ACE-Hemmer auch bei normalem Blutdruck schon dann, wenn die Eiweißausscheidung über die Niere leichtgradig zunimmt. Daher ist es so wichtig, dass Sie von dem Augenblick an, in dem die Diagnose einer Zuckerkrankheit gestellt wurde, mindestens einmal pro Jahr einen Urintest machen, bei dem die Eiweißausscheidung so genau wie möglich geprüft wird.

Mit dem ACE-Hemmer steht ein wirksames Medikament zur Verfügung.

Bleibt die diabetische Nierenerkrankung unbehandelt, geht sie eines Tages unweigerlich in ein chronisches Nierenversagen über. Dann müssen Sie zwei- bis dreimal in der Woche zur Blutwäsche (Dialyse), oder Sie müssen sich auf die Warteliste für eine Nierentransplantation eintragen lassen.

Risiko Herzinfarkt

Das Gefährliche an der diabetischen Nierenerkrankung liegt aber auch darin, dass Patienten mit dieser diabetischen Folgekrankheit noch häufiger einen Herzinfarkt erleiden als Diabetiker ohne Nierenschaden. Ist zusätzlich noch der Blutdruck erhöht, bzw. wird der erhöhte Blutdruck nicht ausreichend behandelt, steigt das Herzinfarktrisiko weiter drastisch an. Um diese Gefahr zu bannen, muss der Blutdruck ganz stark gesenkt werden, und zwar sollte er nicht mehr über 140/90 mmHg ansteigen.

Möglicherweise entdecken Sie jetzt mit großem Schrecken, dass Ihr Blutdruck oftmals viel höher gemessen wird. Dann sollten Sie unbedingt etwas unternehmen. Lassen Sie zusammen mit Ihrem Arzt nichts unversucht, bis Sie eine medikamentöse Behandlung gefunden haben, die Sie zu diesen Werten führt. Das ist in fast allen Fällen mit viel Geduld und starkem Willen möglich. Dabei sollten Sie bedenken, dass die Blutdruckeinstellung Zeit braucht. Geben Sie nicht auf, bemühen Sie sich um Ihre Gesundheit. Es kann unter Umständen Wochen dauern, bis Sie die richtigen Medikamente gefunden haben, die Ihren Blutdruck ausreichend senken und die Sie gleichzeitig gut vertragen. Mit der gleichen Geduld müssen Sie – zusammen mit Ihrem Arzt – dafür sorgen, dass der Blutzucker nicht über 160 mg/dl ansteigt.

Weitere Nierenerkrankungen beim Diabetes

Häufig kommt es nicht nur zu Schäden an den kleinen, sondern auch an den großen Blutgefäßen der Nieren, also zu einer Makroangiopathie.

Natürlich kann die Arteriosklerose an der Niere genauso wie in anderen Bereichen des Körpers ihr Unwesen treiben. So findet man bei Zuckerkranken weitaus häufiger als bei Nicht-Diabetikern Verengungen an den Nierenarterien, den Schlagadern, über die die Nieren mit Blut versorgt werden. Aufgrund einer solchen Durchblutungsstörung wird die Niere stark geschädigt und der Blutdruck steigt ebenfalls an. Hier hilft nur die rechtzeitige Beseitigung der Engstellen. Der Arzt kann sie mit einem Ballon aufdehnen oder an der Stelle, wo die Verengung sitzt, eine künstliche Gefäßprothese einsetzen, die wieder genügend Blut zur Niere fließen lässt.

Häufig sind die Nieren von zuckerkranken Menschen auch durch wiederholte Infektionen geschädigt (siehe Seite 106). Denn im zuckersüßen Harn von Diabetikern fühlen sich Bakterien besonders wohl, sie vermehren sich unter diesen paradiesischen Lebensbedingungen rasant und dehnen ihr zerstörerisches Treiben von der Blase gern auf die Nieren aus. Hier hilft nur die frühzeitige und konsequente Bekämpfung mit Antiobiotika.
Bei den ersten Anzeichen einer Blasenentzündung sollten Sie daher sofort Ihren Arzt aufsuchen.

Wer sich nicht ernsthaft auf den Diabetes einstellt und ihn nicht im Frühstadium mit aller Energie in den Griff zu bekommen versucht, gefährdet die Gesundheit seiner Nieren und Augen.

Augenerkrankungen beim Diabetes

Auch am Auge sind es die kleinen Gefäße, an denen die Zuckerkrankheit, wenn sie nur lange genug besteht und unzureichend behandelt wird, schlimme Schäden anrichten kann. Die Anlagerung von Zucker an die Außenschicht der kleinen Gefäße – diese Schicht wird auch hier Basalmembran genannt – behindert die Versorgung der Netzhaut mit Sauerstoff und Nährstoffen. Die Netzhaut ist das Zentrum des Sehens: Hier werden die Sinnesreize in Nervenimpulse umgesetzt und direkt an das Gehirn weitergeleitet. Ein Sauerstoff- und Nährstoffmangel ruft Botenstoffe auf

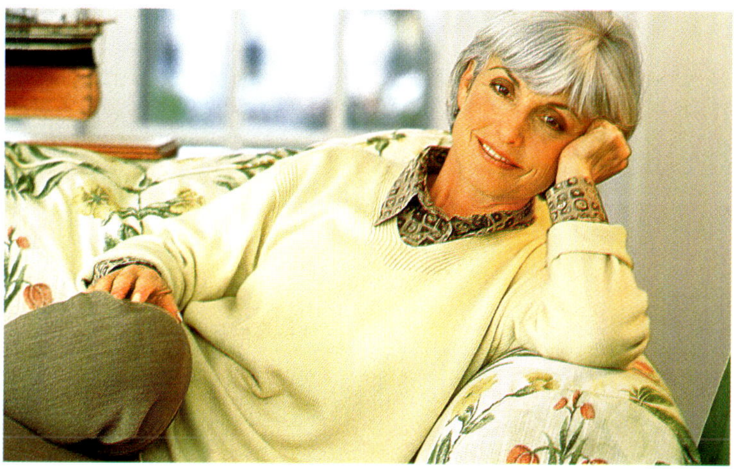

Wird ein Diabetes nicht ernsthaft bekämpft und kontrolliert, erkranken in Folge auch die Augen.

Bemerken Sie bereits eine Sehverschlechterung, ist es höchste Zeit zu handeln.

den Plan, welche die Bildung von neuen Blutgefäßen anregen. Die neuen Blutgefäße funktionieren aber leider nicht so gut wie die ursprünglichen. Daraus entsteht ein fataler Teufelskreis. Immer mehr Blutgefäße werden gebildet, und trotzdem bleibt auf der anderen Seite die Minderdurchblutung am Augenhintergrund bestehen. Die neu gebildeten Blutadern können bis in den Glaskörper hineinwachsen – das ist die Gallertmasse, die den Augapfel innen ausfüllt – und zur Ablösung der Netzhaut von ihrer Unterlage führen. Spätestens jetzt bemerkt der Zuckerkranke die Schäden, die der Zucker in seinen Augen angerichtet hat, denn nun sieht er plötzlich schlechter. Weitere Warnsymptome einer Netzhautablösung sind Erscheinungen wie Blitze oder schwarze Punkte vor den Augen. Dieser Prozess kann – ohne entsprechende Behandlung – zur Erblindung führen.

Diagnose und Behandlung

Heute kann mit einer Laserbehandlung das vollständige Ablösen der Netzhaut verhindert werden.

Deshalb muss jeder Diabetiker, bei dem die Krankheit erstmals festgestellt wird, gleich von einem Augenarzt untersucht werden. Sind die Augen in Ordnung, muss die Untersuchung trotzdem jedes Jahr wiederholt werden. Findet der Arzt aber Schäden durch den Diabetes, dann muss der Augenhintergrund mindestens alle halbe Jahre – in schweren Fällen sogar alle drei Monate – erneut kontrolliert werden. Dem Fortschreiten der Krankheit kann durch eine Laserbehandlung entgegengewirkt werden. Mit dem Laser setzt der Arzt – meist in einer Augenklink – kleine Narben, wodurch die Netzhaut mit ihrer Unterlage verklebt. Sie kann sich dann nicht mehr abheben. Damit solche Veränderungen aber gar nicht erst auftreten, gilt wieder die Grundregel, die Sie in diesem Buch immer wieder finden:

So ist der Blutzucker optimal eingestellt

Kein gemessener Wert liegt über 160 mg/dl! Im nüchternen Zustand darf der Zucker nicht über 120 mg/dl ansteigen.

Der diabetische Fuß

Das diabetische Fußsyndrom ist eine gefährliche Folge der Zuckerkrankheit, die vor allem dann auftritt, wenn der Blutzucker über längere Zeit schlecht eingestellt war (oder noch ist). Von 30 000 Fuß- bzw. Beinamputationen, die jährlich in Deutschland durchgeführt werden, gehen zwei Drittel – also 20 000 – auf das Konto einer unzureichend behandelten Zuckerkrankheit.

Unempfindlichkeit gegenüber Schmerzen

Die häufigste Ursache des diabetischen Fußes ist eine Störung der Nervenfunktion, insbesondere der sensiblen, aber auch der vegetativen Nerven. Dadurch nimmt der betroffene Diabetiker keine Schmerzen wahr, die andere Menschen vor einer drohenden Gefahr warnen. Kleine Wunden, Verletzungen, Infektionen können sich so unbemerkt ausbreiten und fallen manchen Patienten erst auf, wenn sie zu einem großen und tiefen Geschwür herangewachsen sind, das fast immer mit Bakterien infiziert ist und schließlich sogar auf Knochen und Gelenke übergreift. Seltener steckt hinter einem solchen Geschwür eine Durchblutungsstörung, die bei Diabetikern ja ebenfalls sehr häufig vorkommt (siehe Seite 90). Fatal wird es, wenn sich Nerven- und Durchblutungsstörung zueinander gesellen.

Auch Nervenfasern und die sie versorgenden kleinen Blutgefäße können vom Zucker geschädigt sein.

Leichtes Spiel für Bakterien

Es können schon ganz kleine Risse in der Haut sein, durch die Krankheitserreger eindringen. Oft besiedeln Bakterien die Haut und das darunter liegende Gewebe über kleine Schrunden zwischen den Zehen, wie sie z. B. durch einen Fußpilz hervorgerufen werden. Diabetiker haben nämlich einerseits eine warme, trockene und durch Wasseransammlung im Gewebe gespannte Haut, die zu Einrissen neigt, andererseits fühlen sich Pilze im süßen Milieu der Diabetikerhaut besonders wohl. Gesellt sich dazu noch falsche Belastung und ungünstiges Schuhwerk, dann lässt sich das diabetische Fußsyndrom kaum noch aufhalten.

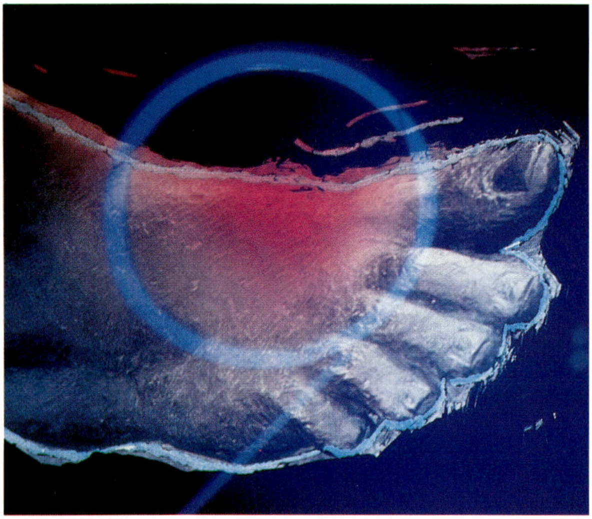

Die Füße sind sensibler als man oft meint. Pflegen Sie sie gut und machen Sie Fußgymnastik.

Bei Bedenken sofort handeln!
Sollten Sie als Diabetiker an Ihrem Fuß oder am Unterschenkel nur eine kleine Wunde bemerken, dann zögern Sie nicht, diese »Bagatelle« so schnell wie möglich Ihrem Arzt zu zeigen, auch wenn sie Ihnen keinerlei Beschwerden verursacht. Denken Sie an die 20000 amputierten Diabetiker-Gliedmaßen, deren tiefe, zerstörerische und unheilbare Geschwüre sich alle aus solchen Kleinigkeiten entwickelt haben! Je früher eine Verletzung behandelt wird, desto leichter heilt sie wieder ab. Große Geschwüre brauchen dazu Wochen bis Monate, dabei müssen sie ständig ruhig gestellt und anfangs im Krankenhaus mit Antibiotika-Infusionen behandelt werden. Für die Betroffenen bedeutet dies eine enorme Geduldsprobe, die sich durch größere Aufmerksamkeit den Füßen gegenüber und regelmäßige ärztliche Kontrollen vermeiden lässt.

Besser als jede Behandlung ist natürlich auch hier die Vorbeugung, wobei der optimalen Blutzuckereinstellung der höchste Stellenwert zukommt. So steigt die Infektionsgefahr bei hohen Blutzuckerwerten rasant an, während gleichzeitig die Wundheilungsfähigkeit stark abnimmt.

Regelmäßige Fußhygiene

Neben diesem Grundsatz, der sich durch das ganze Buch und vor allem durch das ganze Leben jedes Diabetikers zieht, können Sie sich vor einem diabetischen Fuß schützen, wenn Sie folgende Regeln beachten:

Untersuchen Betrachten Sie Ihre Füße jeden Tag, benutzen Sie dazu gegebenenfalls Ihre Brille und einen Spiegel, damit Sie jeden Zentimeter genau anschauen können. Sollten Sie dabei auf

Druckstellen, Rötungen, Blasen, Einrisse und Hühneraugen stoßen, zeigen Sie diese Veränderungen sofort Ihrem Arzt.

Eine ganz einfache unparfümierte Seife und eine fette Creme genügen zur Fußhygiene völlig – wichtig ist die regelmäßige Pflege.

Sauberkeit Waschen Sie die Füße jeden Tag mit lauwarmem Wasser und milder Seife oder einem Syndet, lassen sie aber nicht zu lange »weichen«, und tupfen Sie sie danach vorsichtig mit einem Frotteehandtuch trocken, ohne zu reiben. Vergessen Sie die Zehenzwischenräume nicht.

Feuchtigkeit Cremen Sie die Haut der Füße nach jedem Waschen mit einer Fettcreme ein, die möglichst keine allergieauslösenden Zusätze enthält, also kein Parfüm, Emulgatoren und Konservierungsstoffe.

Nägel Benutzen Sie zur Nagelpflege nur eine Feile, aber keine Schere und keinen Nagelknipser. Feilen Sie die Nägel gerade und nicht zu kurz, runden Sie die Ecken etwas ab, damit sie die benachbarten Zehen nicht verletzen. Nehmen Sie einen eingewachsenen Nagel bzw. eine Entzündung im Bereich des Nagels ernst und gehen Sie damit zum Arzt. Auch aus einer solchen »Geringfügigkeit« können schwere Fußgeschwüre heranwachsen.

Hornhaut Versuchen Sie niemals, Schwielen mit Hornhauthobeln oder Rasierklingen zu entfernen, Sie könnten sich dabei verletzen und einer bösen Entzündung den Weg bahnen. Gehen Sie mit lästigen Schwielen zur medizinischen Fußpflege. Schwielen sind meist Folge von Druckstellen durch ungeeignete, drückende Schuhe. Besorgen Sie sich besser passende, nicht drückende Schuhe.

Hühneraugen Behandeln Sie Hühneraugen keinesfalls mit Hühneraugenpflastern, -tinkturen oder -salben. Sie könnten Ihre Haut verätzen, was den Beginn eines schwer abheilenden Geschwürs bedeutet. Überlassen Sie diese Aufgabe lieber einem erfahrenen Fußpfleger.

Die medizinische Fußpflege ist gerade für ältere Diabetiker eine unentbehrliche Hilfe.

Zum Profi Wenn Ihnen die Fußpflege zu beschwerlich ist, vertrauen Sie diese Aufgabe regelmäßig einem ausgebildeten Fußpfleger an.

Der richtige Schuh Tragen Sie bequeme Schuhe aus Leder, die groß genug sind und nirgends drücken. Kaufen Sie Schuhe am späten Nachmittag, da die Füße gegen Abend stärker anschwellen. Tragen Sie neue Schuhe langsam ein. Wenn Sie unter starken Gefühlsstörungen an den Füßen leiden, tasten Sie Ihre Schuhe jeden Morgen auf Fremdkörper oder drückende Nähte ab, bevor Sie sie anziehen.

Es gibt mittlerweile durchaus elegante und modische Strümpfe und Strumpfhosen aus natürlichen Materialien.

Strümpfe Ziehen Sie keine engen Strümpfe an und bevorzugen Sie natürliche Materialien, insbesondere Baumwolle.

Auf fremdem Terrain Laufen Sie wegen der Infektionsgefahr besonders im Schwimmbad und in Hotels nie ohne (Bade-)Schuhe. Gehen Sie auf Wiesen oder am Strand nie barfuß. Sie könnten sich, ohne es zu bemerken, an Steinen, Pflanzen oder Muscheln verletzen.

Bei kalten Füßen Wenn Sie kalte Füße haben, versuchen Sie sie nicht mit einer Wärmflasche oder einem Heizkissen aufzuwärmen. Ziehen Sie lieber dicke Socken an oder wickeln Sie sie in eine warme Decke.

Training Bewegen Sie sich regelmäßig, gehen Sie täglich spazieren und machen Sie jeden Tag einige Minuten Fußgymnastik.

Die tägliche Fußgymnastik

1 Setzen Sie sich auf das vordere Drittel eines Hockers oder Stuhls und stellen Sie die Fersen fest auf den Boden. Strecken Sie die Zehen beider Füße für einige Sekunden nach oben und krallen Sie sie dann nach unten ein (fünf- bis zehnmal).

2 Heben Sie abwechselnd die Fersen und die Fußspitzen beider Füße vom Boden ab (zehnmal).

3 Heben Sie den rechten Fuß vom Boden ab, und kreisen Sie im Fußgelenk fünfmal nach rechts und dann fünfmal nach links. Wiederholen Sie das Gleiche mit dem linken Fuß.

Investieren Sie einige Minuten täglich in die bessere Durchblutung Ihrer Füße.

4 Stellen Sie die Fersen auf den Boden und strecken Sie die Großzehe nach oben, während Sie die anderen Zehen nach unten einkrallen. Krallen Sie dann die Großzehe nach unten ein, während Sie die kleinen Zehen nach oben strecken (fünf- bis zehnmal).

5 Setzen Sie die Füße wieder auf den Boden auf. Heben Sie danach den rechten Fuß hoch, sodass nur die Ferse auf dem Boden bleibt.

Gleichzeitig heben Sie den linken Fuß hoch, der aber nur mit den Zehen am Boden bleibt. Wechseln Sie die Bewegung nun mehrere Male ab, sodass jeweils ein Fuß mit der Ferse und der andere mit den Zehen den Boden berührt.

6 Stellen Sie sich aufrecht auf den Boden. Verlagern Sie das Gewicht zunächst auf die Innenkante der Füße. Gehen Sie 10 bis 15 Schritte vor und wieder zurück. Dann verlagern Sie das Gewicht auf die Außenkante und gehen auf der Außenkante 15 bis 20 Schritte vor und wieder zurück.

Zusätzlich zur Fußgymnastik lassen sich die Blutgefäße auch durch wechselwarme Fußbäder oder Kneippen trainieren.

7 Sehr effektiv ist auch der »Raupengang«. Die Füße stehen auf dem Boden. Krallen Sie die Zehen beider Füße ein und ziehen Sie die Füße mit Hilfe der Zehen nach vorne. Strecken Sie die Zehen dann aus und ziehen Sie den Fuß wieder ein Stück weiter nach vorne, indem Sie die Zehen einkrallen. Das Ganze können Sie auch rückwärts machen.

8 Legen Sie sich auf den Rücken und halten Sie die Beine für einige Sekunden gestreckt in die Luft. Stellen Sie dann beide Füße wieder auf den Boden und spüren Sie, wie das Blut nun beide Beine durchfließt.

9 Massieren Sie Ihre Füße sanft mit den Händen, oder lassen Sie sie von Ihrem Partner massieren. Achten Sie darauf, dass Sie sich dabei nicht verletzen.

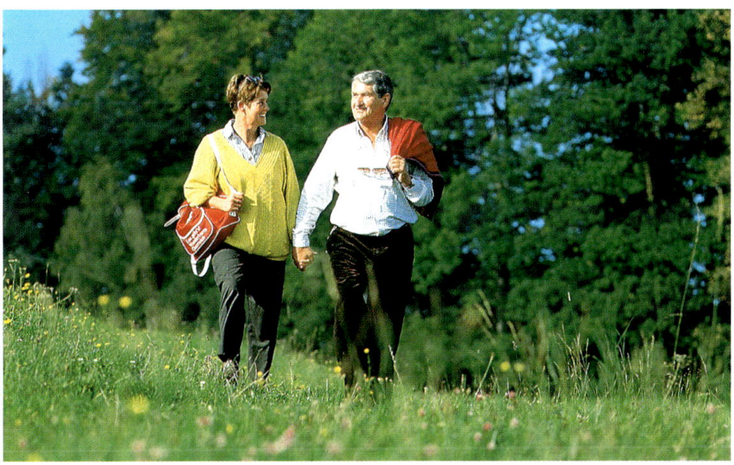

Beim Wandern sollten Sie gut sitzende Schuhe tragen, in denen sich der Fuß optimal bewegen kann.

Infektionen und Hautkrankheiten

Diabetiker neigen zu häufigen Infektionen, besonders an der Haut. Hautpilz, Fuß- und Nagelpilzerkrankungen kommen bei Diabetikern weitaus häufiger vor als bei gesunden Menschen. Auch Bakterien nisten sich gerne auf Haut und Schleimhäuten von Diabetikern ein und rufen hier eitrige Entzündungen bis hin zur Furunkulose hervor. Dies liegt vor allem daran, dass die Krankheitserreger auf der Haut und den Schleimhäuten von Zuckerkranken reichlich Nahrung in Form von Zucker vorfinden. Hier hilft letztlich nur die Senkung des Blutzuckers. Unterstützen Sie Ihre Haut in jedem Fall mit sorgfältiger Pflege.

Als zweiter Faktor spielt eine gewisse Abwehrschwäche beim Diabetiker eine Rolle, da einige Abwehrzellen im Blut bei erhöhten Blutzuckerwerten nahezu kampfunfähig werden. Daher auch die Neigung zu häufigen Atemwegs- und Harnwegsinfekten. Sie sollten sich besonders in den Wintermonaten vor Ansteckungen so gut wie möglich schützen. Gehen Sie, auch wenn Ihnen das übertrieben erscheint, schon mit einem leichten Husten zum Arzt, um eine Ausbreiten der Infektion zu verhindern.

Hohe Blutzuckerwerte »züchten« Krankheitserreger und machen gleichzeitig Abwehrzellen kampfunfähig.

Die diabetischen Nervenerkrankungen

Diabetische Nervenerkrankungen (Polyneuropathien) sind die häufigste Folgeerkrankung des Diabetes. Nach zehn Jahren Krankheitsdauer findet man bei jedem zweiten Diabetiker leichte Nervenstörungen. Glücklicherweise treten schwere Störungen nur selten auf. Verursacht werden die Nervenstörungen durch Anlagerung von Zucker an die Nervenfasern und durch Durchblutungsstörungen der kleinen Blutgefäße, welche die Nerven mit Sauerstoff und Nährstoffen versorgen.

Auch die Erscheinungsformen der diabetischen Polyneuropathie sind abhängig von der Höhe der Blutzuckerwerte. Je besser der Zucker eingestellt ist, also je näher er dem normalen Blutzuckerwert kommt, desto geringer ist die Gefahr, eine solche Nervenerkrankung zu entwickeln.

Diabetische Nervenerkrankung an Füßen und Beinen

Verschiedenste Organsysteme vom Herzen bis zur Blase können von der Polyneuropathie betroffen sein.

Die Beschwerden, die durch die diabetische Nervenerkrankung verursacht werden, können ganz unterschiedlich sein, je nachdem, welche Nerven im Körper besonders davon betroffen sind. Am häufigsten treten Empfindungsstörungen und Schmerzen an beiden Füßen und Unterschenkeln, manchmal auch an den Händen auf. Die Ärzte bezeichnen dies als »distale symmetrische Polyneuropathie«. Die Beschwerden sind zwar nicht lebensbedrohlich, können den Betroffenen aber in seinem Befinden immens beeinträchtigen und ihm die Lebensfreude vergällen. Schon ein leichtes Kribbelgefühl, ein Ameisenlaufen in Füßen und Beinen sowie Wadenkrämpfe rauben ihm in der Nacht den Schlaf. Als sehr unangenehm wird auch ein Taubheitsgefühl empfunden, das außerdem dazu führen kann, dass man kleinere Wunden oder Verletzungen nicht bemerkt. Noch schlimmer ist es, wenn brennende Schmerzen in den Fußsohlen dazukommen, sodass der Kranke noch nicht einmal die Bettdecke auf seinen Füßen erträgt.

Das Verschlechtern des Befindens im Ruhezustand ist ein Symptom der Nervenerkrankungen.

Schmerzen, die durch Durchblutungsstörungen verursacht werden, treten vor allem bei körperlicher Anstrengung auf. Im Gegensatz dazu verschlimmern sich die Beschwerden einer diabetischen Nervenerkrankung in Ruhe und werden bei Bewegung etwas erträglicher.

Bei manchen Patienten kommt zu den Missempfindungen und Schmerzen noch eine Muskelschwäche in den Beinen hinzu, wodurch sie unsicher laufen.

Wenn Sie solche Beschwerden bemerken, gehen Sie so schnell wie möglich zum Arzt. Er kann Ihnen sicher helfen und dafür sorgen, dass die Krankheit nicht weiter fortschreitet. Sind Sie bisher von

Vibrations- und Sensibilitätstests müssen zur regelmäßigen Kontrolluntersuchung gehören.

solchen Missempfindungen und Schmerzen verschont geblieben, halten Sie die regelmäßigen Termine für Kontrolluntersuchungen bei Ihrem Arzt ein. Mit einfachen Methoden – z. B. mit Reflexhammer und Stimmgabel – kann er eine beginnende Polyneuropathie schon frühzeitig feststellen und dann gleich etwas dagegen unternehmen.

Plötzliche Erkrankung eines Nervs

Viel seltener tritt eine plötzliche Nervenstörung nur eines Nervs ein, die von den Ärzten »diabetische Mononeuropathie« genannt wird. Dabei kommt es im Bereich des betroffenen Nervs von einem Augenblick auf den nächsten zu stärksten Schmerzen. Eine Schwäche oder sogar Lähmung der von diesem Nerv gesteuerten Muskeln können dazukommen. Sind z. B. einer oder mehrere Augennerven befallen, kann es sein, dass Sie plötzlich schielen, Doppelbilder sehen oder Ihre Sehfähigkeit sich insgesamt verschlechtert. In anderen Fällen kann eine ganze Gesichtshälfte schmerzhaft gelähmt sein. Derartig erschreckende Beschwerden werden Sie natürlich sofort dazu veranlassen, Ihren behandelnden Arzt aufzusuchen. Findet er keine andere Ursache für die Nervenstörung, dann ist wahrscheinlich die Zuckererkrankung daran Schuld. Der Arzt wird Ihnen dann ein Mittel gegen die akuten Schmerzen geben und Sie beruhigen: Die Symptome einer solchen diabetischen Mononeuropathie bilden sich nach kurzer Zeit fast immer von ganz allein wieder zurück.

Manchmal spielt der Körper auch ein wenig »verrückt« – beraten Sie sich dann mit Ihrem Arzt.

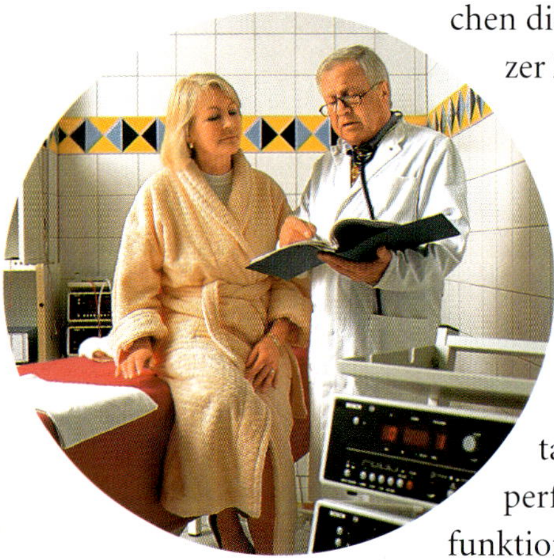

Störungen des vegetativen Nervensystems

Auch am unwillkürlichen, dem so genannten vegetativen Nervensystem, können Störungen auftreten. Sie werden im Mediziner-Jargon »autonome diabetische Polyneuropathien« genannt. Das vegetative Nervensystem steuert alle lebenswichtigen Körperfunktionen, die auch ohne unser bewusstes Zutun funktionieren müssen: Herzschlag, Atmung, Verdauung.

Herz-Kreislauf-Störungen

Am Herzen kann die diabetische Nervenstörung dazu führen, dass der Puls auch in Ruhe immer etwas erhöht ist. Umgekehrt steigt er bei körperlicher Anstrengung nicht genug an, wodurch die Leistungsfähigkeit abnehmen kann. Auf einmal macht es dann einem routinierten Bergwanderer Probleme, mit seinen Wanderfreunden mitzuhalten. Auch die Anpassung des Blutdrucks an die Lage des Körpers kann gestört sein, sodass das Blut beim Aufrichten aus dem Sitzen oder Liegen in die Beine versackt. Dem Betroffenen wird dann beim Aufstehen schwindelig und schwarz vor den Augen, schlimmstenfalls kann er sogar das Bewusstsein verlieren und hinstürzen. Auch diese Beschwerden sollten Sie als Diabetiker nicht einfach als gegeben hinnehmen, sondern Ihrem Arzt davon berichten. Die wichtigste Maßnahme, Sie davor zu schützen, ist wieder einmal die bestmögliche Zuckereinstellung! Weiterhin kann der Arzt die Beschwerden mit speziellen Medikamenten lindern.

Das Herz als Motor unseres Blutkreislaufs wird also auch von der diabetischen Nervenerkrankung bedroht – zusätzlich zur Gefahr der Arteriosklerose und der Folge aus einer Nierenschädigung.

Die autonome Polyneuropathie ist aber auch dafür verantwortlich, dass Herzinfarkte bei Diabetikern oft unbemerkt oder »stumm« verlaufen. Der Kranke bemerkt es oftmals gar nicht, wenn ein Teil seines Herzmuskels plötzlich von der Blutzufuhr und damit von der Versorgung mit Sauerstoff und Nährstoffen abgeschnitten ist. Der warnende Schmerz bleibt aus (siehe Seite 93), der den Nicht-Diabetiker schnell zum Arzt und ins Krankenhaus führt und ihm eine rasche Behandlung sowie den Schutz vor Komplikationen bietet.

Verdauungsstörungen

Neben dem Herzen ist oft auch der Magen-Darm-Trakt von der autonomen Polyneuropathie betroffen. Eine Reihe von Beschwerden kann darauf hinweisen:

- Frühes Sättigungsgefühl und anhaltendes Völlegefühl nach dem Essen
- Übelkeit und Erbrechen nach den Mahlzeiten und vor allem morgens

- Bauchschmerzen
- Verstopfung und Blähungen
- Durchfall, besonders nachts
- Sodbrennen, Aufstoßen, Mundgeruch

Die Ursachen immer wiederkehrender Übelkeit und Magenbeschwerden sollten auf jeden Fall abgeklärt werden.

Natürlich müssen nicht alle diese Beschwerden zusammen auftreten. Bereits wenn Sie unter einigen dieser Symptome leiden, sollten Sie sich an Ihren Arzt wenden. Er kann durch verschiedene Untersuchungen (Ultraschall, Röntgen, Szintigraphie) Störungen der vegetativen Nerven von Magen und Darm feststellen und Ihre Beschwerden durch spezielle Maßnahmen erleichtern. Auch hier muss vor allen anderen Dingen der Zucker optimal eingestellt werden, das heißt so nahe am Normalwert wie nur irgend möglich.

Weiterhin können Sie mit folgenden Maßnahmen selbst dazu beitragen, dass die autonome Polyneuropathie am Verdauungssystem keine allzu starken Beschwerden hervorruft:

- Essen Sie mehrmals am Tag mehrere kleine, leichte Gerichte anstelle von drei Hauptmahlzeiten.
- Verzichten Sie auf fettreiche, schlecht verdauliche Speisen.
- Legen Sie sich nach dem Essen nicht gleich hin.
- Essen Sie nicht spätabends vor dem Schlafengehen.

Störungen an Blase und Harnwegen

Blasen-, Nierenbeckenentzündungen und Steinbildung treten bei Diabetikern überdurchschnittlich häufig auf.

Die Blasenfunktion kann ebenfalls durch die Zuckerkrankheit gestört sein. Dies zeigt sich oft darin, dass man trotz Harndrang nur schwer Wasser lassen kann, der Urin sich in einem dünnen Strahl entleert und am Ende weiter »nachträufelt«. Auch wenn man es selbst nicht bemerkt, bleibt aufgrund der Blasenentleerungsstörung häufig noch etwas Urin in der Blase zurück. Zusammen mit einem erhöhten Harnzucker bietet dieser so genannte Restharn ideale Wachstumsbedingungen für Bakterien (siehe Seite 106). So erkranken Diabetiker weitaus häufiger als Nicht-Diabetiker an Blasen- und Nierenbeckenentzündungen. Auch Steine bilden sich in einer Diabetiker-Blase öfter als in einer Blase, deren Nervensteuerung in Ordnung ist.

Wenn Sie derartige Störungen bemerken, sollten Sie rasch Ihren Arzt aufsuchen. Er kann, nachdem er die Ursache festgestellt hat, die Beschwerden mit verschiedenen Mitteln behandeln und Sie vor einem Fortschreiten der Erkrankung bewahren. Schließlich führt nicht nur die diabetische Nierenerkrankung (siehe Seite 96), sondern auch die chronische bzw. immer wiederkehrende Nierenbeckenentzündung früher oder später zum Nierenversagen!

Diabetiker sollten nicht zögern, Antibiotika einzunehmen, um sich vor Komplikationen aus langwierigen Infektionen zu schützen.

Behandlung diabetischer Nervenerkrankungen

Neben der optimalen Blutzuckereinstellung sollten Sie auch darauf achten, alle Substanzen zu meiden, von denen bekannt ist, dass sie die Nerven schädigen. Nehmen Sie sich deshalb folgende Ratschläge zu Herzen:

- Trinken Sie nicht übermäßig viel Alkohol.
- Geben Sie das Rauchen auf.
- Nehmen Sie keine Medikamente ein, die ebenfalls zu Nervenschäden führen können. Fragen Sie Ihren Arzt, wenn Sie z. B. von einem anderen Arzt Medikamente verschrieben bekommen haben, ob die Mittel eventuell diese Nebenwirkung haben.
- Achten Sie auf eine ausgewogene, vitaminreiche Ernährung, da auch der Mangel an Vitaminen zu Nervenschäden führt.
- Vermeiden Sie unbedingt einseitige Kostformen, lassen Sie sich vor allem nicht zu obskuren Diäten überreden, deren Wirkung nicht bewiesen ist und die Ihnen schlimmstenfalls Schaden zufügen.
- Bewegen Sie sich regelmäßig, auch so schützen Sie Ihre Muskeln und Nerven vor den Folgen der diabetischen Neuropathie.

Nehmen Sie mehr Rücksicht auf sich selbst, gönnen Sie sich Ruhe und lernen Sie die Signale Ihres Körpers zu verstehen.

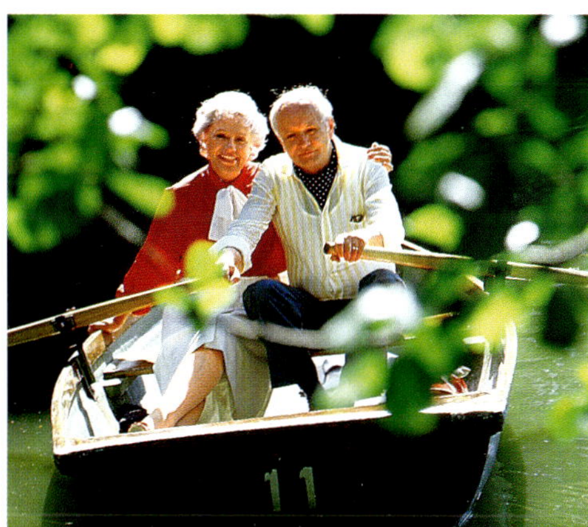

Von den Medikamenten zur Behandlung der diabetischen Nervenerkrankung haben sich zwei Mittel als wirksam erwiesen, allerdings stützt sich diese Wirksamkeit nur auf wenige wissenschaftliche Untersuchungen. Das Erste ist die alpha-Liponsäure, die vor allem dann hilfreich sein soll, wenn sie über

10 bis 14 Tage als Infusion verabreicht wird. Wird die Behandlung dann mit Tabletten weitergeführt, soll die Wirksamkeit erhalten bleiben, während die alleinige Behandlung mit Tabletten aber ohne Effekt zu sein scheint. Als zweites sollen B-Vitamine den unangenehmen Symptomen der diabetischen Neuropathie entgegenwirken.

Im chronischen Stadium können nur noch die Symptome gelindert werden.

Ist die diabetische Neuropathie schon fortgeschritten oder besteht sie über längere Zeit, dann helfen oft nur noch Schmerzmittel sowie bei Lähmungen oder Muskelschwäche krankengymnastische Anwendungen.

Was kann ich gegen Folgeerkrankungen tun?

Seien Sie schonungslos ehrlich mit sich selbst: Tragen Sie konsequent und im erforderlichen Ausmaß Ihren Teil zur Behandlung bei?

Wie bereits des Öfteren erwähnt, ist das oberste Gebot zur Vermeidung, aber auch zur Behandlung einer diabetischen Nervenstörung die dauerhafte optimale Einstellung des Blutzuckers. Vielleicht sind Sie es leid, diesen Hinweis immer wieder zu hören. Aber können Sie die folgenden Fragen schon mit einem klaren Ja beantworten?

- Haben Sie inzwischen Ihr persönliches Idealgewicht (siehe Seite 43) erreicht und halten Sie es?
- Tun Sie alles, damit Ihr Blutzucker immer in einem optimalen Bereich liegt und so gut wie nie außer Kontrolle gerät?
- Halten Sie konsequent die Untersuchungstermine bei Ihrem Hausarzt ein?
- Kontrollieren Sie Ihren Blutdruck, und lassen Sie ihn behandeln, wenn er ständig über 140/90 mmHg liegt?
- Wie steht es mit den Blutfetten? Tun Sie etwas dagegen, wenn Ihr Arzt Ihnen gesagt hat, dass sie zu hoch sind?
- Sind Sie Nichtraucher?
- Bewegen Sie sich regelmäßig und sorgen Sie für genügend Entspannung?

Ziehen Sie ehrlich Bilanz

Haben Sie alle diese Fragen mit Ja beantwortet, dann stehen Ihre Chancen bestens, dass Sie keine oder zumindest keine schwere Folgeerkrankung des Diabetes entwickeln werden. Wenn die meisten Ihrer Antworten auf diese Fragen nein lauten, dann müssen Sie sich ernsthaft fragen, ob Sie wirklich gesund bleiben oder lieber krank werden wollen. Gehen Sie in sich, fragen Sie sich, warum Sie diese offenkundigen Folgen Ihres Verhaltens, die eines Tages auf Sie zukommen können, bisher einfach aus Ihrem Bewusstsein gestrichen haben. Wie ist es möglich, dass Sie so mit Ihrer Gesundheit und sogar mit Ihrem Leben spielen, indem Sie eindeutige Tatsachen einfach ignorieren?

Wenn diese erneuten Fragen Sie verwirren oder verletzen, Sie wütend oder traurig machen, dann lassen Sie sich doch einfach helfen. Vereinbaren Sie mit Ihrem Arzt einen Gesprächstermin, und gehen Sie Ihre persönlichen Schwachstellen mit ihm durch. Sicher wird er versuchen, Sie dabei zu unterstützen, Ihren Umgang mit der Krankheit in eine positivere, lebensbejahende Richtung zu lenken. Es ist nie zu spät, sich für die Gesundheit und für das Leben zu entscheiden, auch wenn bereits einige Folgeschäden aufgetreten sind. Sie können immer aus Ihrer passiv erduldenden Leidensrolle ausbrechen und aktiv für sich, Ihre Gesundheit und damit auch für Ihre Sie liebende Umgebung arbeiten. Niemand verlangt dabei von Ihnen, dass Sie auf einen Schlag alle Hindernisse aus dem Weg räumen und Idealwerte auf der ganzen Linie erreichen. Diese Entwicklung braucht ihre Zeit.

Wenn Sie z. B. Probleme mit der Gewichtsreduzierung haben, holen Sie sich Rat bei Ernährungsberatern oder Diätassistenten, die man Ihnen im Gesundheitsamt oder bei der Krankenkasse gern vermittelt.

Hadern Sie aber nicht mit Ihrem Schicksal, wenn Sie trotz aller Bemühungen, trotz einer wirklich gesunden Lebensweise und trotz einer optimalen Einstellung Ihres Blutzuckers doch die eine oder andere Folgeerkrankung entwickeln. Dies kommt leider auch einmal vor. Aber dabei verhält es sich wie mit dem Raucher, der lange gesund lebt und weder Lungenkrebs noch einen Herzinfarkt bekommt – er ist lediglich eine glückliche Ausnahme. Hätte aber kein Mensch je geraucht, dann wären mindestens 90 Prozent aller Lungenkrebserkrankungen niemals aufgetreten!

Alltag mit Diabetes

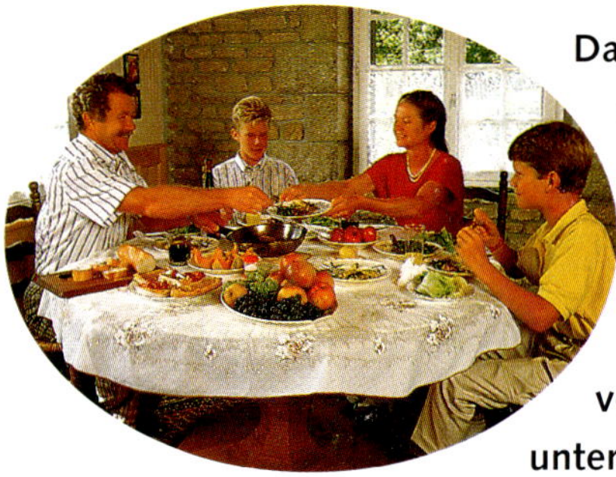

Das Zusammenleben mit einem Typ-II-Diabetiker erfordert, solange der Patient selbst mit seiner Krankheit gut zurechtkommt, keine Umstellungen im Familienleben. Die Ernährung für Diabetiker ist nach heutigen Erkenntnissen ohne weiteres auch auf die anderen Familienmitglieder anwendbar – Sie müssen also nicht von »getrennten Tellern« essen. Im Berufsleben sind unter Umständen Anpassungen nötig, über die dieses Kapitel Sie informieren will. Zuvor gibt es Ihnen Tipps, was Sie im Straßenverkehr und auf Reisen beachten sollten.

Wer seine Krankheit mitteilt, gibt den Angehörigen die Möglichkeit, besser auf ihn einzugehen.

Das Familienleben

Die Diagnose der Zuckerkrankheit wird sich natürlich auf den psychischen Zustand des Betroffenen und damit indirekt auch auf die Angehörigen auswirken (siehe auch Seite 80, 116). Ein offener Umgang mit der Krankheit ist der beste Weg, möglichen Schwierigkeiten von Anfang an entgegenzusteuern. Abgesehen davon, dass die Mahlzeiten und gegebenenfalls die Insulingaben regelmäßig eingehalten werden müssen, wirkt sich die Krankheit nicht auf den Tagesablauf der anderen Familienmitglieder aus. Bei der Planung von Urlaubsreisen und sportlichen Unternehmungen müssen Sie allerdings die Risiken für den Diabetiker vorher gemeinsam abklären.

Ausgedehnte Bergtouren oder wochenlange Segeltörns sollten nur erfahrene Diabetiker mitmachen, die ihre Behandlung selbst gut im Griff haben.

Familienplanung für Typ-II-Diabetiker

Sicher ist es eine ziemliche Seltenheit, dass diese Frage einen Typ-II-Diabetiker wirklich beschäftigt. Schließlich ist dies eine Krankheit des mittleren und höheren Alters, in dem die Familienplanung in der Regel abgeschlossen ist und der Besuch der Enkelkinder die größte Freude macht. Allerdings erkranken auch immer mehr jüngere Menschen an Typ-II-Diabetes. Jede Diabetikerin sollte eine Schwangerschaft vorausplanen und nur bei sehr guter Zuckereinstellung schwanger werden, da schon eine schlechte Blutzuckereinstellung während der Zeugung die normale Entwicklung des Kindes gefährdet. Auch während der Schwangerschaft muss der Blutzucker ganz korrekt eingestellt werden, und zwar auf noch niedrigere Werte als zuvor. Dabei sollte der Nüchternzucker zwischen 60 und 90 mg/dl liegen und nach dem Essen nicht über 140 mg/dl ansteigen. Ein schlecht eingestellter Blutzuckerwert gefährdet nicht nur das ungeborene Kind, sondern auch die Mutter.

In der Schwangerschaft gelten noch strengere Grenzwerte als normalerweise.

Blutzuckersenkende Tabletten sind während der Schwangerschaft verboten und müssen durch Insulin ersetzt werden. Am besten geeignet, die Blutzuckerwerte auf die erforderliche Höhe zu senken, ist die intensivierte Insulintherapie (siehe Seite 73).

Jede Diabetikerin sollte Ihr Kind unter bestmöglicher Aufsicht in der Klinik zur Welt bringen, da die Zuckerkrankheit der Mutter die Insulinproduktion des Kindes schon im Mutterleib beeinflusst und es nach der Geburt zu kindlichen Unterzuckerungen kommen kann.

Kann ich meine Kinder vor Diabetes schützen?

Wenn Sie als Diabetiker fürchten, dass Ihre Kinder womöglich auch eines Tages erkranken, können Sie dem auf relativ einfache Weise vorbeugen: Befolgen Sie selbst die Regeln für ein gesundes, ausgeglichenes und aktives Leben und teilen Sie dieses Leben mit Ihren Kindern. Es ist nicht nötig, dass Sie für sich und Ihre Familie unterschiedliche Mahlzeiten zubereiten. Im Gegenteil – die Ernährung für einen Diabetiker ist so gesund, dass sie auch Gesunde davor schützen kann, krank zu werden. Auch der Spaß an Bewegung und einer aktiven Gestaltung der Freizeit kann für Ihre Kinder als Vorbild dienen. Wichtig aber ist, dass Sie Ihren Kindern die Entscheidung überlassen, wie diese leben möchten. Denn nur in einer ungezwungenen Umgebung lassen sich gute Ideen auch weiterverbreiten.

Zwänge und Vorschriften engen ein – ein aktiver Lebensstil führt dagegen fast zwangsläufig zu besserer Gesundheit.

Ein Wort an die Angehörigen

Wenn ein Mensch erfährt, dass er Diabetiker ist, reagiert er zunächst mit heftigen Gefühlen darauf. Wut und Verzweiflung darüber, dass gerade er betroffen ist, aber auch Trauer über den Verlust an Sorglosigkeit und die Einschränkung seiner Freiheit machen sich breit. Dazu kommen manchmal Schuldgefühle den Angehörigen, besonders den Kindern gegenüber, nicht mehr »voll für sie da zu sein«, und die Angst vor der eigenen Zukunft.

Wenn Sie dieses Buch lesen und nicht Sie selbst, sondern Ihr Partner oder ein guter Freund betroffen ist, dann reagieren Sie auf diese Gefühle mit viel Verständnis und echtem Mitgefühl. Gehen Sie dabei aber nicht zu weit, und bemuttern Sie den Partner nicht zu sehr. Geben Sie ihm den Raum, sich mit seiner Krankheit auseinanderzusetzen und sie schließlich zu akzeptieren. Dieser Prozess des Annehmens geschieht nicht eines Tages einfach so, sondern er muss immer wieder erarbeitet werden. Signalisieren Sie Ihrem Partner, dass Sie ihm immer gern hilfreich zur Seite stehen, wenn er Sie braucht, dass er aber mit seiner Krankheit zunächst einmal selbst fertig werden muss. Damit fördern Sie auch seine Selbstständigkeit, die im Umgang mit dem Diabetes von unschätzbarem Wert ist. Denn nur wenn ein Diabetiker seine Erkrankung selbst beurteilen und in gewissem Maße auch selbst behandeln kann, kann er (fast) ein ähnlich freies und erfülltes Leben führen wie ein gesunder Mensch.

Informationen sind Trumpf: Wenn auch Sie über die Krankheit Bescheid wissen, können Sie Ihren Partner besser unterstützen.

Seien Sie immer ehrlich zu sich und Ihrem Partner. Oft verbergen sich hinter »Problemen mit dem Zucker« ganz andere Konflikte, die sich über diese Schiene einen willkommenen Weg an die Oberfläche bahnen. Überprüfen Sie deshalb alle Störungen darauf, ob sie nicht ganz andere Hintergründe haben. Das gilt auch und im Besonderen für das heikle Thema der Sexualität, denn Diabetiker haben häufig unter Impotenz zu leiden. Ziehen Sie in allen Fällen ohne zu Zögern Fachleute – Paar- oder Familientherapeuten, geschulte Ansprechpartner in Diabetes-Praxen – zu Rate. Nur durch ehrliche Auseinandersetzungen haben Sie die Möglichkeit, Ihre Probleme auch zu lösen.

Teilnahme an einer Schulung

Wenn Ihr Partner an einem Typ-II-Diabetes erkrankt ist, sollten Sie unbedingt zusammen mit ihm eine Schulung besuchen. Dort lernen Sie die Krankheit besser kennen, erfahren das Wichtigste über ihre Behandlung und darüber, wie Sie in Notfallsituationen am besten reagieren.

Viele Angehörige beruhigt das Wissen, im Notfall mit Medikamenten und Insulinspritzen umgehen zu können.

Bleiben Sie ein verlässlicher und hilfsbereiter Partner, werden Sie aber nicht zum Co-Diabetiker, indem Sie alle Aspekte der Krankheit mit dem Betroffenen teilen. So, wie er selbst mit der Krankheit fertig werden muss, so dürfen Sie auch weiterhin in weiten Teilen Ihr eigenes Leben führen. Vielleicht hilft folgendes Beispiel, dies zu veranschaulichen: Es wäre sicher grausam, im Beisein Ihres zuckerkranken Partners ständig Unmengen von Pralinen, Bonbons und Kuchen zu verzehren. Anderseits müssen Sie keineswegs nun auch Ihren Tee mit Süßstoff süßen, wenn Sie keine Lust dazu haben.

Unterwegs und auf Reisen

Unabhängig von der gesetzlichen Regelung gilt, dass sich nur derjenige Diabetiker selbst ans Steuer setzen sollte, dessen Blutzucker stabil und gut eingestellt ist.

Gesetzliche Regelungen

Die gesetzlichen Vorschriften greifen vor allem beim Antrag auf einen Führerschein oder wenn Sie aus beruflichen Gründen chauffieren.

1 Typ-II-Diabetiker, die weder mit Medikamenten noch mit Insulin behandelt werden, dürfen nach dem Gesetz uneingeschränkt am Straßenverkehr teilnehmen.

2 Benötigen Sie zur Behandlung Tabletten, dürfen Sie nicht mehr uneingeschränkt Auto fahren. Zu den Vorschriften gehört, dass Sie den Zucker regelmäßig selbst kontrollieren, sich in kurzen Abständen immer wieder beim Arzt vorstellen und keine Unter-

Gerade auf Reisen passiert oft Unvorhergesehenes – rüsten Sie sich und Ihre Medikamententasche für alle Fälle.

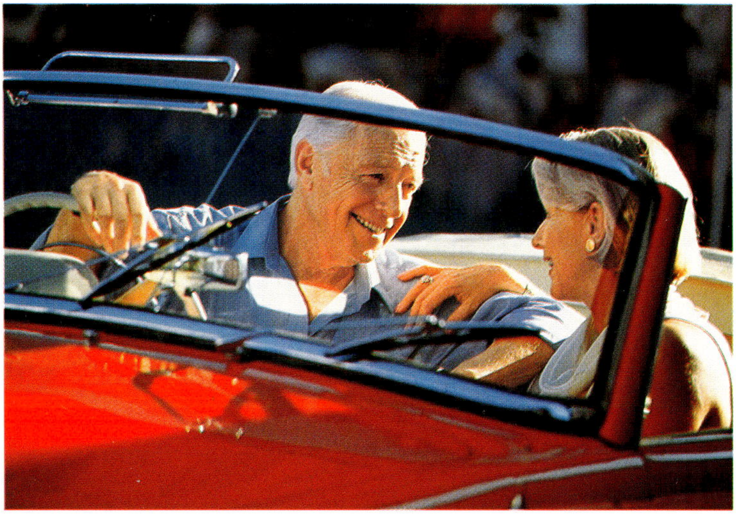

zuckerungen haben. Diese Regeln gelten zwingend für alle Diabetiker, die einen Führerschein neu beantragen.

3 Insulinpflichtige Diabetiker dürfen keine Fahrzeuge der Führerschein-Klasse II fahren und keine Fahrgäste befördern. Ausnahmen von dieser Regelung sind im Einzelfall möglich. Auch dürfen insulinpflichtige Diabetiker nicht am Straßenverkehr teilnehmen, wenn sie unter gehäuften Unterzuckerungen oder Überzuckerungen leiden. Diese Regelung schützt nicht nur Sie, sondern auch die anderen Verkehrsteilnehmer vor den Folgen einer plötzlichen Verschlechterung Ihres Reaktionsvermögens.

Vor und während der Fahrt

Bei erhöhten Werten sollte die nächste Mahlzeit etwas leichter ausfallen: Salate, Rohkost oder Gemüse sind das Beste.

Testen Sie vor jeder längeren Fahrt den Blutzucker. Fahren Sie niemals mit dem Auto los, wenn Sie zuvor einen sehr hohen oder niedrigen Zuckerwert festgestellt haben. Gleichen Sie den niedrigen Wert durch den Verzehr zusätzlicher Kohlehydrate aus. Senken Sie den zu hohen durch Weglassen von Kohlehydraten bei der nächsten Mahlzeit, wenn Sie mit Medikamenten behandelt werden. Nehmen Sie keine zusätzliche Tablette, sonst droht Ihnen während der Fahrt eine Unterzuckerung. Insulinpflichtige Diabetiker können einen zu hohen Wert durch eine geringe Erhöhung der Insulindosis ausgleichen. Testen Sie den Zucker danach in kurzen Abständen, z. B. alle zwei Stunden. Außerdem gelten folgende Vorsichtsmaßnahmen:

- Nehmen Sie kleine abgepackte und gut greifbare Zwischenmahlzeiten mit, die Sie alle zwei Stunden während einer Pause zu sich nehmen. Machen Sie häufige Pausen und messen Sie dabei hin und wieder Ihren Blutzucker.
- Sorgen Sie dafür, dass Sie für die Kontrolluntersuchungen genügend Messmaterial bei sich haben.
- Muten Sie sich nicht zu viel zu. Wenn Sie eine lange Strecke zu bewältigen haben, dann planen Sie genügend Pausen und evtl. auch eine Übernachtung mit ein.
- Vermeiden Sie vor allem längere Nachtfahrten, die den gewohnten Lebensrhythmus stören und damit auch den Zucker negativ beeinflussen könnten.
- Fahren Sie längere Strecken möglichst nicht alleine.
- Tragen Sie immer Ihren Diabetiker-Ausweis bei sich.

Bei normalen Werten sollten Sie vor der Fahrt etwas mehr Kohlehydrate zu sich nehmen, um etwaige Unterzuckerungen aufzufangen.

Wenn unterwegs Unterzuckerung auftritt

Die gesetzlichen Vorschriften können aber nicht alle Unwägbarkeiten im Voraus regeln. So mag auch ein gut eingestellter Diabetiker im Auto einmal von den Anzeichen eines Unterzuckers überrascht werden.
Fahren Sie, wenn Sie solche Symptome bemerken, sofort auf einen sicheren Platz neben der Fahrbahn, schalten Sie den Motor aus und ziehen Sie die Handbremse. Nehmen Sie einige Tabletten Traubenzucker zu sich (immer ein Päckchen im Handschuhfach deponieren), warten Sie, bis sich die Symptome bessern, und testen Sie den Zucker noch einmal. Erst wenn es Ihnen wieder gut geht und der Zucker auf normale Werte angestiegen ist, dürfen Sie weiterfahren. Essen Sie zuvor noch eine Scheibe Brot oder einige Kekse, damit der Zucker nicht bald wieder sinkt.

Diabetikerfreundlicher Urlaub

Planen Sie Reisen – insbesondere in Länder mit schlechter medizinischer Infrastruktur – erst, wenn Ihr Blutzucker gut eingestellt ist und Sie ihn stabil halten können.

Grundvoraussetzung für eine Reise ist ein gut eingestellter stabiler Blutzucker. Planen Sie keine Ortsveränderung, wenn Sie gerade neu ein- oder umgestellt worden sind, oder wenn Sie immer wieder zu Unter- bzw. Überzuckerungen neigen. Fragen Sie insbesondere vor einer Fernreise Ihren Arzt, ob Sie dieses Ziel bedenkenlos ansteuern dürfen.

Keine Einschränkungen gibt es im Allgemeinen für Typ-II-Diabetiker, die keine Medikamente und kein Insulin benötigen, denn Sie müssen auch keine Unterzuckerung fürchten. Allerdings können lange Nächte in feucht-fröhlicher Urlaubslaune ebenso wie das unbekümmerte Zugreifen beim abendlichen Büfett den Blutzucker in gefährliche Höhen treiben. Genießen Sie Ihre wohlverdienten Ferien – aber messen Sie auch am Urlaubsort ab und zu Ihre Zuckerwerte.

Medikamentös oder mit Insulin behandelte Diabetiker sollten auch im Urlaub in der Lage sein, Ihren Blutzucker zu bestimmen und zu hohe ebenso wie zu niedrige Werte selbst auszugleichen. Deshalb müssen Sie, wenn Sie zu dieser Gruppe von Diabetikern gehören, vor der Reise genügend Tabletten und/oder Insulin sowie ausreichende Utensilien zur Blutzuckermessung besorgen.

Für einen sicheren und unbeschwerten Urlaub sollte diese Check-Liste unbedingt überprüft und erfüllt sein.

Nicht vergessen!

Ergänzen Sie Ihre Urlaubs-Checkliste um folgende Dinge:

- Medikamente und/oder Insulin, lieber eine Packung zu viel als genau abgezählt – für den Fall, dass sich der Flug verzögert oder andere Unwägbarkeiten auftreten
- Spritzen, Nadeln, evtl. PEN
- Tupfer
- Blutzuckermessgerät mit Ersatzbatterien und dazugehörigen Teststreifen
- Evtl. weitere Teststreifen zum Ablesen ohne Gerät (falls dies ausfällt)
- Diabetiker-Ausweis und Diabetiker-Tagebuch zum Aufzeichnen der Messwerte
- Traubenzucker

Für einen entspannten Urlaub

1 Erkundigen Sie sich bei Ihrem Reiseveranstalter, ob und wie Sie am Urlaubsort oder in der Nähe im Notfall einen Arzt oder ein Krankenhaus erreichen können.

2 Lassen Sie sich von Ihrem Arzt beraten, ob Sie bei einem Langstreckenflug eventuell eine Tabletten- oder Insulindosis weglassen oder eine zusätzliche einnehmen bzw. spritzen müssen.

3 Nehmen Sie, ganz egal, ob Sie mit Auto, Zug oder Flugzeug reisen, ausreichende Mengen an kohlehydratreichen Zwischenmahlzeiten mit. Es kann immer zu unvorhergesehenen Aufenthalten kommen, bei denen Sie keine Nahrungsmittel einkaufen können.

4 Legen Sie vor bzw. nach einer längeren Hin- und Rückreise einen Ruhetag ein.

Im Berufsleben

Fast jeder Diabetiker kann seinen Beruf weiter ausüben, unter der Voraussetzung, dass sein Zucker gut eingestellt ist. Einige Ausnahmen gibt es: So ist es einem Koch, Bäcker oder Konditor unmöglich, einerseits den Regeln für eine gesunde Diabetikerkost zu folgen und andererseits Gourmet-Menüs, Kuchen oder Pralinen herzustellen. In diesem Falle ist eine Umschulung die beste Lösung, die normalerweise auch vom Arbeitsamt finanziert wird.

Aus der persönlichen Erfahrung der Krankheit heraus könnten sich neue berufliche Wege ergeben, wenn Sie sich entschließen, anderen Diabetikern zu helfen – z. B. als Koch in einer Diabetes-Klinik.

Für alle Diabetiker, insbesondere wenn sie mit Medikamenten oder Insulin behandelt werden, was immer das Risiko einer Unterzuckerung mit sich bringt, sind Berufe ungünstig, bei denen eine Stoffwechselentgleisung für den Betroffenen oder andere gefährlich werden kann. Das gilt für Piloten, Bus-, Straßenbahn- oder U-Bahnfahrer, Lokomotivführer, Taxifahrer und alle verantwortlichen Kontrolltätigkeiten von Maschinen, in Elektrizitätswerken, bei der Flugsicherung oder in Verkehrsleitzentralen. Hinzu kommen alle Arbeiten, die den Umgang mit einer Schusswaffe vor-

aussetzen, also Berufssoldat, Polizist oder Wachmann. Für den Diabetiker selbst sind auch Berufe mit Absturzgefahr gefährlich, z. B. Fensterputzer, Maurer, Dachdecker, Zimmermann.
Auch Berufe, in denen eine ausreichende Kontrolle und Therapie des Diabetes nicht gewährleistet ist, können unter Umständen nicht mehr ausgeübt werden. Davon betroffen sind z. B. Reiseleiter von Trekking-Touren, Arbeiter mit ständig wechselndem Schichtdienst ebenso wie Manager, die viel auf Reisen sind.
Allerdings ist es einem Diabetiker heute möglich, im Schichtwechsel oder Vertrieb zu arbeiten, wenn er diszipliniert seine Kontrolluntersuchungen durchführt und die Therapie anhand der gemessenen Blutzuckerwerte selbständig steuern kann. Vor allem die intensivierte Insulintherapie (siehe Seite 73) eröffnet dem Diabetiker auch im Arbeitsleben viele Freiheiten.

Bewegungsfreiheit und freie Essenwahl ermöglichen dem Diabetiker die eigene Steuerung der Insulinzufuhr in der intensivierten Insulintherapie.

Mittlerweile stellt der Diabetes auch kein Hindernis mehr für die Aufnahme einer Beamtenlaufbahn dar. Allerdings muss der Blutzucker gut eingestellt sein, es dürfen keine Folgeschäden an Augen und Niere bestehen, und regelmäßige Kontrollen beim Hausarzt sowie in eigener Regie müssen nachgewiesen werden.
Wenn Sie als Diabetiker auch während der Arbeitszeit darauf angewiesen sind, Ihren Zucker zu kontrollieren und kleine Zwischenmahlzeiten einzunehmen, sollten Sie Ihre Kollegen und Ihre Vorgesetzten unbedingt darüber informieren. Sie werden dabei fast immer auf Verständnis stoßen, solange Sie nicht die Krankheit vorschieben, um Ihre Arbeit zu vernachlässigen.

Gesetzliche Hilfen für Diabetiker

Ein Diabetiker ist aufgrund »eines regelwidrigen körperlichen, geistigen oder seelischen Zustandes nicht nur vorübergehend in seiner Funktionsfähigkeit beeinträchtigt« und gilt damit als behindert. Schwer behindert ist man, wenn der Grad der Behinderung 50 Prozent und mehr beträgt. Der Status eines (Schwer-) Behinderten hat viele Vorteile, birgt aber gerade in wirtschaftlich und sozial schwierigen Zeiten auch einige Gefahren – ganz davon abgesehen, dass viele Diabetiker sich zu Recht nicht als Kranke oder Leidende und schon gar nicht als Behinderte betrachten.

Vorteile Der Vorteil der Feststellung einer Schwerbehinderung liegt vor allem im Kündigungsschutz, der nach sechsmonatiger Dauer des Arbeitsverhältnisses eintritt. Beträgt der Grad der Behinderung weniger als 50 Prozent, aber mehr als 30 Prozent, so können Diabetiker auf Antrag Schwerbehinderten gleichgestellt werden. Auch Gleichgestellte sind vor einer Kündigung in besonderem Maße geschützt, haben aber keine sonstigen Vorteile. Weiterhin haben Schwerbehinderte Anspruch auf eine zusätzliche Woche Urlaub, sofern ein Betrieb nicht ohnehin eine verlängerte Urlaubszeit vorsieht. Urlaubsgeld wird dafür aber nicht gezahlt. Schwerbehinderte dürfen auch keine Mehrarbeit in Form von Überstunden etc. leisten, wenn sie dies nicht wünschen. Diese Regelungen sind verbindlich für alle Arbeitgeber und Arbeitnehmer. Sollten Sie in Ihrem Betrieb auf Unverständnis stoßen, weisen Sie im Gespräch ruhig, aber unnachgiebig darauf hin. Außerdem erhalten Sie Steuerfreibeträge, deren Höhe vom Grad der Behinderung abhängt.

Das Gesetz soll die chronisch Kranken vor Benachteiligungen schützen.

Nachteile Gegen all diese Vorteile sollten Sie die Nachteile der Feststellung der (Schwer-)Behinderung abwägen. Sind Sie arbeitslos oder wollen Sie in Ihrem Beruf noch weiter vorankommen, dann kann der Behindertenausweis selbst zur Behinderung werden. Denn in einem Vorstellungsgespräch müssen Sie Ihrem zukünftigen Arbeitgeber, wenn er danach fragt, Ihre Behinderung offenbaren. Tun Sie das nicht, kann er den Arbeitsvertrag sofort auflösen, sobald er von Ihrer Behinderung erfährt.

In Ihrem eigenen Interesse ist es immer ratsam, dem Chef von der Zuckerkrankheit zu erzählen – tun Sie dies selbstbewusst und demonstrieren Sie mit Ihrem sicheren Auftreten, dass sie den Diabetes gut im Griff haben.

Informieren Sie sich Bevor Sie den Antrag auf Feststellung der Behinderung bei Ihrem zuständigen Versorgungsamt stellen, sollten Sie zunächst einmal mit einem vertrauenswürdigen und kundigen Menschen über die Vor- und Nachteile sprechen. Fragen Sie bei Ihrem Arbeitsamt nach, wer Ihnen dabei helfen kann, wenden Sie sich an den Personalrat Ihres Betriebes oder an den Diabetiker-Bund (siehe Seite 126).

Glossar

Albumin Bluteiweiß, das normalerweise nur in geringen Mengen durch die Niere ausgeschieden wird. Eine vermehrte Albuminausscheidung im Urin weist auf eine diabetische Nierenerkrankung hin.

Haben Sie das wiederkehrende Gefühl von Brustenge oder stechenden Schmerzen, die in den linken Arm ausstrahlen, sollten Sie sich einer ärztlichen Untersuchung unterziehen.

Amaryl® Ein neuer Sulfonylharnstoff, der nur einmal am Tag eingenommen werden muss

Angina pectoris Brustenge, typisches Symptom der koronaren Herzkrankheit, meist ausgelöst durch körperliche oder seelische Belastung

Apoplex Schlaganfall

Arteriosklerose Verengung von Schlagadern

Broteinheit (BE) Heute umbenannt in Berechnungseinheit; entspricht 12 g Kohlehydraten

Cholesterin Eines der im Blut transportierten Fette; Baustein verschiedener Hormone und wichtig für die Immunabwehr und Stoffwechselvorgänge; man unterscheidet HDL- und LDL-Cholesterin

Dialyse Blutwäsche

Glucobay® Ein Acarbose-Präparat in Tablettenform; verzögert das Zersetzen von Kohlehydraten

Glucophage®, Mescorit®, Siofor® Gängige Metformin-Präparate zur medikamentösen Therapie

Glukagon In der Bauchspeicheldrüse produziertes Hormon, das der Insulinwirkung entgegenwirkt

Glykogen Speicherzucker in der Leber und in den Muskeln

Hämoglobin Roter Blutfarbstoff in den roten Blutkörperchen; Transportmittel für Sauerstoff und Kohlendioxyd

HbA1 entsteht durch Anlagerung von Zuckermolekülen an Proteinmoleküle des Blutfarbstoffs Hämoglobin.

HbA1-Wert Zuckerhämoglobin, so genanntes Langzeitgedächtnis des Blutzuckers, gibt die Blutzuckereinstellung der letzten sechs bis acht Wochen wieder

Hormone Chemische Signalstoffe, die meist in Drüsen produziert und über das Blut zu den Organen befördert werden, deren Funktion sie beeinflussen

Hyperglykämie Überzuckerung, Blutzucker über 160 mg/dl

Hyperinsulinämie Erhöhter Insulinspiegel im Blut

Hypertonie Bluthochdruck

Hypoglykämie Unterzuckerung, Blutzucker unter 60 mg/dl

Inselzellen Insulin produzierende Zellen in der Bauchspeicheldrüse, die inselförmig um das Gewebe der Bauchspeicheldrüse liegen

Insulin Hormon, das von den Inselzellen der Bauchspeicheldrüse produziert wird, beschleunigt den Transport von Blutzucker in die Zellen, hemmt den Fettabbau

Kalorien Einheit zur Berechnung von Energie

Katarakt Grauer Star, Trübung der Hornhaut des Auges; kommt bei Diabetikern häufiger vor als bei Gesunden

Koronare Herzkrankheit Verengung der Herzkranzgefäße

Myokardinfarkt Herzinfarkt

Nierenschwelle Blutzuckerwert, ab dem Zucker über die Niere ausgeschieden wird

Orale Antidiabetika Medikamente zum Einnehmen, die den Blutzucker senken

Pankreas Bauchspeicheldrüse
Neben Insulin und anderen Hormonen produziert die Bauchspeicheldrüse auch den Bauchspeichel, einen Verdauungssaft, der in den Zwölffingerdarm fließt, sich dort mit der Nahrung vermischt und an der Aufspaltung von Eiweißen, Fetten und Kohlehydraten beteiligt ist.

Retinopathie, diabetische Durch die Zuckerkrankheit bedingte Augenerkrankung, die schlimmstenfalls zur Erblindung führt

Rezeptor Bindungsstelle an der Oberfläche von Zellen, an der z. B. Hormone andocken

Transplantation Verpflanzung

Triglyceride Neutralfette

Zuckeraustauschstoffe Zucker, die nur langsam ins Blut übertreten und deshalb den Blutzucker nicht so schnell ansteigen lassen

Zuckerersatzstoffe Süßstoffe, kalorienfreie Süßungsmittel

Normalerweise wird der Blutzuckerspiegel durch die Hormone Insulin und Glukagon auf einem relativ konstanten Wert gehalten.

Ein Gramm Fett liefert doppelt so viele Kalorien wie Kohlehydrate oder Eiweiß, nämlich neun Kilokalorien.

Über dieses Buch

Die Autorin des Buches

Dr. med. Gabi Hoffbauer ist Fachärztin für Innere Medizin mit den Schwerpunkten Herz-Kreislauf-Erkrankungen, Ganzheits- und Präventivmedizin. Sie ist Mitarbeiterin im Gesundheitspark München, leitet mehrere Koronargruppen und hält Seminare zur Verbesserung bzw. Aufrechterhaltung der psycho-physischen Gesundheit. Daneben schreibt sie als freie Autorin für verschiedene Verlage und Zeitschriften.

Wichtige Adressen

Deutscher Diabetiker-Bund e.V.
Danziger Weg 1
58511 Lüdenscheid
Tel.: 02351/89153

Deutsche Diabetes Gesellschaft
Geschäftsstelle Berufsgenossenschaftliche Krankenanstalten
Bergmannsheil-Universitätsklinik
Bürkle-de-la-Camp-Platz 1
44789 Bochum

Deutsche Diabetes-Stiftung
Reumantstraße 28
33102 Paderborn
Tel.: 05251/4010

Österreichische Diabetikervereinigung
Moosstraße 18
A-5020 Salzburg

Schweizerische Diabetesgesellschaft
Forchstraße 95
CH-8032 Zürich

Bildnachweis

Bavaria Bildagentur GmbH & Co KG, Gauting/München: 24, 26, 33, 37, 42, 46, 60, 62, 81, 87, 99, 118; Mauritius Die Bildagentur GmbH, Mittenwald: 7, 8, 19, 21, 29, 40, 56, 61, 64, 73, 79, 82, 83, 84, 92, 94, 102, 108, 111, 114; Bildarchiv Okapia KG, Berlin: 13, 15, 16, 50, 53, 60, 61, 68, 77, 83, 88, 90, 95, 105; Studio für Illustration und Fotografie Sascha Wuillemet, München: 70; zefa visual media gmbh, Frankfurt: 11;
Titelbild U1: Titel & Einklinker: Mauritius Die Bildagentur GmbH, Mittenwald; U4 PhotoDisk, Seattle

Haftungsausschluss

Die Inhalte des Buches sind sorgfältig recherchiert und erarbeitet worden. Dennoch können weder die Autorin noch der Verlag für alle Angaben im Buch eine Haftung übernehmen.

Weltbild Buchverlag
- Originalausgaben -

8. Auflage 2002

Redaktion: Gesa Gunturu
Bildredaktion: Susanne Allende
Umschlag: Beatrice Schmucker, Augsburg
Layout: Fischer's DTP-Studio, München
DTP-Produktion: AVAK Publikationsdesign, München
Druck und Bindung: Offizin Andersen Nexö Leipzig GmbH – ein Unternehmen der Union Verwaltungsgesellschaft
Reproduktion: Repro Mayr, Donauwörth

Gedruckt auf chlorfrei gebleichtem Papier

Printed in Germany

ISBN 3-89604-726-4

Register